临床常见消化病诊治精要

金庆涛 主编

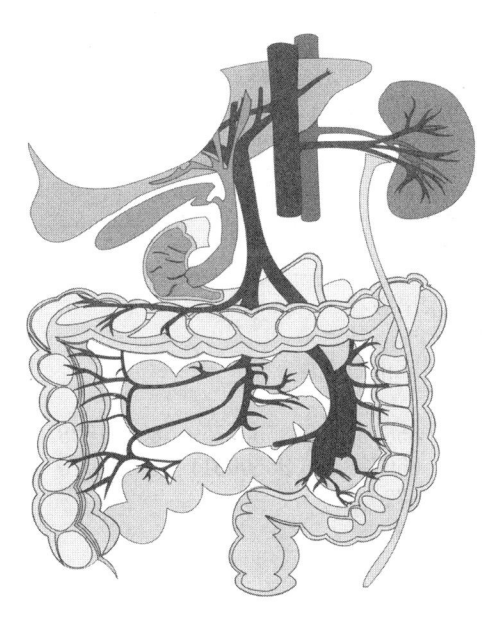

吉林科学技术出版社

图书在版编目（CIP）数据

临床常见消化病诊治精要 / 金庆涛主编. -- 长春：吉林科学技术出版社，2019.6
ISBN 978-7-5578-5663-2

Ⅰ. ①临… Ⅱ. ①金… Ⅲ. ①消化系统疾病－诊疗 Ⅳ. ①R57

中国版本图书馆CIP数据核字(2019)第119047号

临床常见消化病诊治精要

主　　编	金庆涛
出版人	李　梁
责任编辑	孙　默　史明忠
装帧设计	张　丽
开　　本	787mm×1092mm　1/16
字　　数	207千字
印　　张	10.75
版　　次	2020年4月第1版
印　　次	2020年4月第1次印刷
出　　版	吉林科学技术出版社
发　　行	吉林科学技术出版社
地　　址	长春市龙腾国际出版大厦
邮　　编	130021
发行部电话/传真	0431-85635177　85651759　85651628
	85677817　85600611　85670016
储运部电话	0431-84612872
编辑部电话	0431-85635186
网　　址	www.jlstp.net
印　　刷	三河市元兴印务有限公司
书　　号	ISBN 978-7-5578-5663-2
定　　价	60.00元

如有印装质量问题　可寄出版社调换
版权所有　翻印必究

前　言

随着社会和科技的发展，人们生活工作环境的不断变化，消化系统疾病的诊断和治疗手段也在不停地进步和发展。为了适应消化系统疾病临床研究快速发展的形势，更加全面的展现临床消化内科疾病的诊治技术与进展，编者在参考国内外相关文献的基础上结合自身经验编写了本书。

本书内容实用性和可操作性强，详细介绍了消化内科疾病的临床表现、辅助检查、诊断与鉴别诊断、治疗等内容。本书侧重于消化内科疾病的诊断与治疗，立足于临床实践，内容全面翔实，重点突出，力求深入浅出，方便阅读，是一本实用性很强的医学用书。本书目的是让广大临床医师把疾病相关诊断标准与临床实践更好地结合，从而使临床诊断更规范、合理和科学，并最终提高疾病的治愈率。该书适用于消化内科、普通内科专业人员以及基层医务工作者使用。

由于编者编写经验和编写水平有限，加之编写时间仓促，书中难免存在不足之处，恳请广大读者批评指正。

目 录

第一章 临床常用药物治疗 ………………………………………（1）
 第一节 抗消化性溃疡药物 ………………………………………（1）
 第二节 促动力药 …………………………………………………（16）
 第三节 抗炎药 ……………………………………………………（22）
 第四节 止吐药 ……………………………………………………（32）
 第五节 止泻药 ……………………………………………………（34）
 第六节 微生态制剂 ………………………………………………（35）

第二章 食管疾病 ……………………………………………………（41）
 第一节 胃食管反流病 ……………………………………………（41）
 第二节 食管裂孔疝 ………………………………………………（56）
 第三节 贲门失驰缓症 ……………………………………………（58）
 第四节 食管良性肿瘤 ……………………………………………（59）
 第五节 食管癌 ……………………………………………………（63）

第三章 胃肠道疾病 …………………………………………………（70）
 第一节 急性胃炎 …………………………………………………（70）
 第二节 慢性胃炎 …………………………………………………（71）
 第三节 消化性溃疡 ………………………………………………（82）
 第四节 胃癌 ………………………………………………………（90）
 第五节 十二指肠炎 ………………………………………………（92）
 第六节 克罗恩病 …………………………………………………（97）

第四章 肝脏疾病 ……………………………………………………（119）
 第一节 自身免疫性肝病 …………………………………………（119）
 第二节 肝性脑病 …………………………………………………（126）
 第三节 肝硬化 ……………………………………………………（132）

第五章 胆胰疾病 …………………………………………………（137）
第一节 急性胆囊炎 ……………………………………………（137）
第二节 慢性胆囊炎 ……………………………………………（139）
第三节 急性胰腺炎 ……………………………………………（142）
参考文献 …………………………………………………………（164）

第一章 临床常用药物治疗

第一节 抗消化性溃疡药物

一、质子泵抑制剂

(一)奥美拉唑(OME),商品名洛赛克
【药理作用】

1.质子泵抑制与 H^+-K^+ ATP 酶结合　胃壁细胞上存在 H^+-K^+ ATP 酶,胃酸分泌的最后步骤,由壁细胞分泌膜上的 H^+-K^+ 阳离子泵实施 K^+-H^+ 变换,H^+ 分泌入(分泌小管)腺腔内,此过程需 H^+-K^+-ATP 酶参与。奥美拉唑可与此酶结合使其失去活性,致使 H^+ 不能分泌,胃酸分泌受抑。奥美拉唑抑酸时间长短与剂量大小有关,口服 20mg 后胃液 pH≥3.0 的持续时间为 16～18 小时,口服 60mg 可持续 21 小时。口服 OME 单剂 30mg 抑制 BAO 抑制率为 66.0%,高峰胃酸排泌量(PAO)71.2%,若连服 1 周,抑制率分别为 99.0% 和 98.4%,口服 60mg 则其抑制率分别可达 91.7% 和 95.3%;超过 60mg/d 抑酸强度并不增高。此外,对胃蛋白酶原的分泌则无明显影响。

2.增加胃黏膜血流量,保护黏膜　口服 OME 4 周,胃黏膜血流增加 23%,服药 6 周增加 40%,此血流增加可能与胃泌素分泌增加及黏膜合成内源性前列腺素增加有关。十二指肠溃疡患者连服 4 周 OME,血清胃泌素由治疗前的 43.13pg/ml,升至 95.4pg/ml;胃溃疡患者由治疗前的 44pg/ml,治疗 6 周后升至 103.33pg/ml。也有报道治疗前胃泌素 20pg/ml,治疗 6 个月后达 55pg/ml,治疗 2 年后为 69pg/ml。G 细胞数轻度增加。OME 的上述作用必须在迷走神经作用下。提示 OME 有胃黏膜局部保护作用,对于溃疡可促进其愈合。

3.增加胃黏膜电位(PD)　PD 由细胞膜内外正负离子差异造成,若细胞膜受损,则膜外阴离子进入细胞内,使 PD 降低,故 PD 值反映细胞膜的完整性。OME 在细胞膜稳定上有积极作用,可加速溃疡的愈合。

4. 增加胃黏液分泌量　服 OME 可使胃黏液量增加,起到保护胃黏膜作用,防止胃黏膜受损。

5. 抑制幽门螺杆菌(H.pylori)　H.pylori 是慢性胃病发生的关键性因子。OME 可直接抑制 H.pylori 的尿素酶、尿素分解及氨生成减少,其次由于 OME 的使用提高了胃内 pH 值使 H.pylori 不宜于生长,抑制 H.pylori 的 pH 阈值为 5。此外,在 pH 为 5 或更高情况下,能使抗生素在胃内长时间保护活性,而不被破坏,从而更有效地杀灭 H.pylori。有报告用 OME 治疗 H.pylori 阴转率与西咪替丁作比较,OME 组为 58.6%,西咪替丁对照组 22.4%,差异有非常显著性($P<0.005$)。

【临床应用】

OME 在临床上广泛用于治疗消化性溃疡、反流性食管炎、消化性溃疡病并上消化道出血和卓-艾综合征。常用剂量 20mg 每日早晨吞服,症状较轻的患者可考虑用 10mg,每日早晨吞服。治疗清除 H.pylori 一般为 20mg,2 次/d,用 7~14 天。治疗症状较重的反流性食管炎一般用 40mg/d,分 2 次服。一般以 4~8 周为 1 个疗程。OME 治疗 GERD 有症状缓解迅速、使用方便、预防复发有效等优点。近来提出对非糜烂性反流性食管病(NERD)可用 OME 作为诊断性治疗,即服用 OME 20mg,2 次/d,用 5~7 天。治疗后胃灼热、胸骨后痛、暖气等症状明显缓解即可诊断。十二指肠溃疡,4 周为 1 个疗程,胃溃疡 4~8 周为 1 个疗程。疗程结束后十二指肠溃疡愈合率为 80.8%~97.8%,胃溃疡愈合率为 77.6%~97.7%。愈合率不受性别、年龄、吸烟、饮酒及溃疡大小的影响。OME 治起效快,约 1/3 患者当日即止痛,80% 患者 3 天内止痛。

消化性溃疡并发出血时常用 OME 首剂 80mg 静脉推注,每天 1 次,连用 5 天,以雷尼替丁 400mg/d 静脉推注连用 5 天作对照,结果 OME 组止血率 84.2%,雷尼替丁组止血率 15% 如果 OME 80mg 冲击静脉推注+8mg/小时,持续静滴能降低患者的输血量、减轻出血的程度、减少出血时间和降低外科手术率。如果 OME 80mg 冲击静脉推注+40mg/12 小时静滴能减少再出血发生率和外科手术率。有一组报告雷尼替丁 50mg/4 小时静推,OME 80mg 冲击剂量静推+40mg/12 小时静滴,手术率分别为 22.7% 与 3.8%。OME 唑比西咪替丁起效更迅速可靠(分别为 0.6 和 1.7 小时),且比西咪替丁能显著预防消化性溃疡再出血。此外,OME 还有预防颅脑损伤引起的应激性溃疡的发生。

目前认为 OME 是治疗胃泌素瘤并发溃疡治疗的最佳药物。卓-艾综合征时首次用量 60mg,以后每日酌情调整在 20~180mg,若能达到理想的抑酸标准(胃酸降至 10mmol/L 以下),数日内症状迅速消失,治疗 1 个月至数年病例 100% 溃疡愈合。对 H_2 受体阻滞剂无效的本病病例用 OME 治疗仍有效,2 周溃疡愈合率 50%～70%,4 周 80% 以上,8 周 94%～100%。

【注意事项】

1. 注射用者只可用所附之专用溶媒溶解,其他溶媒一概不可使用,经溶解后的静脉注射液必须在 4 小时内使用。口服 OME 时勿咬碎,应吞服。

2. 治疗卓-艾综合征,在长期用药过程中应调整用药剂量,调整的剂量取决于重新测定用药前 1 小时的胃酸排出量。

3. 当怀疑胃溃疡时,应首先排除胃癌的可能性,因用本品可减轻其症状,从而延误诊断。

4. 尚无儿童用药经验。

5. 肝、肾功能不全者慎用。孕妇和哺乳期妇女一般不用。

【不良反应】

仅少数患者出现不良反应,且不重,一般均不影响继续治疗。消化系统不良反应可有腹泻、便秘、恶心或呕吐、腹胀、口干、口臭等。神经系统不良反应有头痛、头晕、失眠。因有抗雄性激素作用可有男性乳房发育、阳痿,女性月经延长。偶见心动过缓、右束支传导阻滞。

【药物相互作用】

本品干扰肝脏药物代谢酶系统,影响一些药物的体内代谢,如地西泮、苯妥英钠、华法林、硝苯地平。因此用上述药物时应酌情减量,以免用药过量引起不良反应。

【制剂】

OME 胶囊:20mg/粒。

OME 静注剂:40mg/瓶。

OME 静滴剂:40mg/瓶。

(二)艾司奥美拉唑镁肠溶片(耐信)

【药理作用】

为第二代质子泵抑制剂。埃索美拉唑是唯一的单 S 型异构体而其他 PPI 制剂均为 R 型和 S 型异构体的混合物,通过特异性的靶向作用机制减少胃酸分泌为壁细胞中质子泵的特异性抑制剂。埃索美拉唑呈弱碱性,在壁细胞泌酸微管的高酸环境中察觉浓集并转化为活性形式,从而抑制该部位的 H^+-K^+ ATP 酶,对基础胃酸(BAO)分泌和刺激胃酸分泌均产生抑制。口服埃索美拉唑 20mg 和 40mg 后,在 1 小时内起效。重复给以 20mg 每天 1 次连续 5 天,在第 3 天服药后 6～7 小时测定,五肽胃泌素刺激引起的平均高峰泌酸量降低90%。症状性GERD患者每天口服埃索美拉唑20mg和40mg,5天后24小时胃内pH>4的时间平均分别为13小时和17小时。埃索美拉唑20mg每日2次,与抗生素联用10～14天,幽门螺杆菌根除率85%～90%,对没有并发症的十二指肠溃疡患者再单用抑酸剂作愈合溃疡和消除症状的后续治疗。

【药代动力学】

埃索美拉唑在小肠迅速吸收,于摄入后1～2小时达到血浆高峰值,单剂量40mg给药后的绝对生物工程利用度为64%,而每日1次重复给药后的绝对生物利用为89%。埃索美拉唑完全经细胞色素P_{450}酶系统(CYP)代谢。埃索美拉唑的大部分代谢依靠CYP2C19,生成埃索美拉唑的羟化物和去甲基代谢物,剩余部分依靠另一特殊异构体CYP3A4代谢生成埃索美拉唑砜,后者为血浆中的主要功能代谢物,口服后80%以代谢物形式从尿中排出,其余的从粪便中排出。

埃索美拉唑在肝脏中的"首过"代谢较低,机体内清除率降低,因此,有更多的药物潴留于血循环中,到达质子泵起作用的药物更多,抑制H^+-K^+ ATP酶的作用增强,达到更强的抑酸效果。正是这个优势,致使血浆浓度-时间曲线下面积(AUC)值更大,每个异构体到达质子泵的绝对数量增加,一旦到达壁细胞在泌酸微管中有酸存在的情况下,埃索美拉唑即转变为活性形式,对质子泵发挥抑酸作用。

【适应证】

主要用于反流性食管炎控制症状和防止复发,慢性胃炎和消化性溃疡时根除幽门螺杆菌,治疗消化性溃疡和防止其复发。也用于应激性溃疡的治疗。

【用法用量】

1.反流性食管炎　糜烂性反流性食管炎20mg,每天2次,连用4周。对未治愈或持续有症状的患者再服药治疗4周,1个疗程最多不宜超过8周。对治愈的患者为了防止复发,用20mg,2次/d。无食管炎,但有反流症状,用20mg,2次/d,如果用药4周症状未获控制,就对患者作进一步检查。

2.消化性溃疡　尤其是十二指肠溃疡或并发幽门螺杆菌感染的患者,用埃索美拉唑20mg+阿莫西林1g+克拉霉素500mg,7～14天为1个疗程。H.pylori根除率高达91%。

【不良反应】

不良反应发生率在0.1%～10%之间,可有头痛、腹痛、腹泻、腹胀、恶心、呕吐、便秘,少见不良反应在0.1%～1%,有皮炎、瘙痒荨麻疹、头晕;中枢和外周神经表现为感觉异常、嗜睡、失眠、眩晕、可逆性精神错乱、激动、抑郁和幻觉;男子女性乳房发育;红细胞、血小板、粒细胞或全血细胞减少症;肝转氨酶升高脑病、黄疸、肝衰竭;关节炎病、肌无力和肌病;皮疹、光敏、多形性红斑;血管神经过敏性水肿、过敏反应、过敏性休克;外周水肿、视力模糊等。

【注意事项】

根除幽门螺杆菌治疗时,应考虑三联疗法中所有药物可能性的相互作用,克拉霉素是CYP3A4的有效抑制剂,因此当三联或四联疗法的患者同时服用其他也经CYP3A4代谢的药物,如西沙比利时,应考虑克拉霉素的禁忌和相互作用。对于肝功能有严重损害的患者埃索美拉唑应用不应超过20mg。妊娠期妇女慎用。

(三)雷贝拉唑(波利特,瑞波特)

【药理作用】

为第二代质子泵抑制剂。雷贝拉唑通过胃壁细胞进入高度酸性的分泌小管中,在酸的诱导下活化,从而对质子泵尤其是活性泵发挥抑制作用,提高胃液的pH值。雷贝拉唑与OME、兰索拉唑质子泵抑制剂(PPI)的不同点有:①起效快。雷贝拉唑在体内迅速转化为活性药物,在5~10分钟时对PPI作用即可接近100%。雷贝拉唑在pH=5.1环境中的起效时间为7.2分钟,而OME、兰索拉唑pH≤4的起效时间为84~282分钟,为雷贝拉唑的10倍以上。雷贝拉唑在pH=1.2的环境中的起效时间为1.3分钟,而OME、兰索拉唑为2.8~4.6分钟,为雷贝拉唑的2~3倍。雷贝拉唑与OME同样的剂量(20mg/d),前者第1天即可达到最大胃酸抑制的88%,而后者为42%。患者用雷贝拉唑1天即可达到60%~70%的症状得到完全缓解。②有独特的非酶代谢途径。通过磺基化作用形成硫醚雷贝拉唑,只有极少部分经CYPZC19代谢形成去甲基雷贝拉唑,使药动学及疗效更稳定。OME、兰索拉唑在体内主要经两种细胞色素P_{450}酶代谢即CYPZC19和CYP3A4,由于人群中CYPZC19的基因型不同,容易导致药物的代谢差异和疗效的个体差异,而服用雷贝拉唑者胃内的pH值受CYPZC19基因多态的影响不显著,因此对于雷贝拉唑代谢的非酶依赖性大大减少了与其他药物的相互作用。实验显示,雷贝拉唑与华法林、苯妥英和茶碱之间不发生相互作用,这就增加了患者用药安全性。③药理作用强,较小剂量雷贝拉唑就可以达到较大剂量传统PPI的疗效。④体外研究发现,雷贝拉唑本身具有较强的抗菌作用。对H.pylori有一定的灭菌效果。

口服雷贝拉唑起效时间在1小时内,达峰时间2~4小时,半衰期约1小时。体外实验表明,抑制H^+-K^+-ATP酶的速度依次为雷贝拉唑>兰索拉唑>奥美拉唑>泮托拉唑。雷贝拉唑使人pH升高≥1单位时间最短。服用雷贝拉唑胃内的

pH(3.4)以及24小时内pH>4的时间(8小时)较兰索拉唑(30mg,pH=2.4)、泮托拉唑(40mg,pH=2)、奥美拉唑(20mg,pH=1.9)有明显的差异,使雷贝拉唑更能保护其活性,不被破坏,延长药物作用时间,可提高其抗H.pylori的疗效。此外,雷贝拉唑同样有抑制H.pylori尿素酶的作用,致H.pylori繁殖减少。

【临床应用】

临床上雷贝拉唑适用于胃及十二指肠溃疡、吻合口溃疡、溃疡所致上消化道出血、反流性食管炎、卓-艾综合征等。通常成人10mg,2次/d,病情较重者用量增加至20mg,分2次服。一般情况下胃溃疡、吻合口溃疡、反流性食管炎以8周为1个疗程、十二指肠溃疡6周为1个疗程、卓-艾综合征初始量30~40mg,以后以病情增加剂量,且需长期用药。

【不良反应】

罕见过敏反应或休克。总的不良反应少,可有便秘、腹泻、腹胀、头痛。也有视力障碍的报告,偶见血细胞减少、血小板减少、粒细胞减少。此药物过敏者、肝功不良、高龄患者慎用。孕妇、哺乳期妇女也应慎用。

(四)兰索拉唑(达克普隆)

【药理作用】

为第一代质子泵抑制剂。药理作用同OME。能特异地抑制胃壁细胞H^+-K^+-ATP酶,兰索拉唑由血液吸收入壁细胞内后,分泌到酸分泌细管,在酸性条件下变为活化体,兰索拉唑与H^+-K^+-ATP酶SH基结合使其失去活性,从而阻断胃酸分泌的最后环节。主要作用有:①兰索拉唑显著地抑制BAO分泌以及由各种刺激如组胺、五肽胃泌素等产生的酸分泌。②胃黏膜保护作用,抗溃疡产生和促进溃疡愈合。③抗H.pylori作用比Ome强4倍。不论是早晨或晚上服药,pH≥3的保护时间为65%以上。在兰索拉唑治疗过程中血清胃泌素值升高,停止服药3个月后恢复到正常,胃泌素升高的机制是由于低酸状态的持续使得负反馈系统发挥作用,从而提高了二级性胃泌素的分泌。治疗过程中并无亚硝胺产生增加。服本品30mg血浓度达峰时间为2小时,血浆清除半衰期1.3~1.7小时,严重肝病患者有明显延长。

【临床应用】

1.消化性溃疡 十二指肠溃疡时兰索拉唑常用量30mg,每天1次,一般4周为1个疗程。兰索拉唑与雷尼替丁300mg,每天1次作对照。治疗2周后治愈率分别为77%和46%,治疗4周后分别为95%和74%,疗效明显高于雷尼替丁。兰索拉唑与OME相比,治疗2周时治愈率分别为74%和58%,治疗4周时治愈率均为94%,6周治愈率90%～100%。两者无差别。上腹痛等症状63%～75% 3天内消失,2周末消失率为80%～100%。胃溃疡30mg/d,4周溃疡愈合率50%～79%,8周为80.1%～96%。对难治性溃疡也有很高疗效。

2.反流性食管炎　30mg,每天1～2次,连续服用6～8周,治愈率84%～92%。

3.卓-艾综合征　开始剂量为60mg/d,当日量增至120mg(每日1次)无效时,调整为每天2次分服。90%病例每天1次即可。长期用药(平均18.5个月),25%病例需增加药量,25%病例需每日2次用药。本品能有效控制卓-艾综合征的高酸,且安全。

【不良反应】

兰索拉唑不良反应少见,发生率2.2%,包括头痛、腹痛、腹泻、喉炎、恶心、眩晕、鼻炎、便秘、口渴等。2.7%病例出现肝酶如AST、ALT、ALP、LDH或γ-GT升高。偶见皮疹、血小板、白细胞减少等。如出现皮疹、肝酶升高或血液学检查异常时应停药。

【注意事项】

在治疗过程中,应充分观察,按其症状使用所需剂量。有药物过敏史、肝功能障碍和胃癌患者慎用。本品不适用于孕妇和哺乳期妇女,对儿童用药的安全尚未确立。

(五)泮托拉唑(PAN;潘妥洛克,泰美尼克)

【药理作用】

本品为第一代质子泵抑制剂。与OME、兰索拉唑比较有以下优点:①H^+-K^+-ATP酶具有高度选择性,作用很强;②耐受性好;③安全性高,有肝肾功能障碍的患者及老年人亦可应用;④药物相互作用小。与同时使用的抗酸药未见相互作用,一些药物如地西泮、避孕药、茶碱、华法林、苯妥英、地高辛无明显相互作用。

泮托拉唑在体内集中分布于胃壁细胞的酸性分泌小管内,在此酸环境中转化为有活性的亚硫磺酰胺,与分泌小管黏膜面的H^+-K^+ ATP酶半胱氨酸SH结合成二硫化合物而产生不可逆性失活,从而抑制胃酸分泌。由于本品对分泌小管有高度组织选择性,可显著降低对胃壁细胞以外的SH基蛋白发生反应。

【临床应用】

泮托拉唑主要用于十二指肠溃疡、胃溃疡和中重度反流性食管炎的治疗,此外配合克拉霉素、阿莫西林或甲硝唑可根除H.pylori感染。

对于H.pylori阳性的消化性溃疡患者可采取下列其中一种方案治疗:①泮托拉唑40mg,2次/d+阿莫西林1000mg,2次/d+克拉霉素0.5g,2次/d;②潘托拉唑 40mg,2 次/d+甲硝唑 0.4g,2 次/d+克拉霉素 0.5g,2 次/d;③泮托拉唑 40mg,2 次/d+阿莫西林 1.0g,2 次/d+甲硝唑 0.4g,2 次/d。个别病例泮托拉唑剂量可增加至 80mg/d。一般 14 天为 1 个疗程。有严重肝功能受损的患者,泮托拉唑的剂量应减少到隔日 1 片(40mg)。若有肝酶增高则应停止用药。老年或肾功能受损的患者,每日泮托拉唑的剂量不应超过 40mg。泮托拉唑肠溶片应在早餐前 1 小时配水完整吞服,每日用 2 次药者,第 2 次应于晚上睡前服。H.pylori 阴性的十二指肠溃疡单剂潘托拉唑 40mg,1 次/d,2～4 周为 1 个疗程。胃溃疡、反流性食管炎 4～8 周为 1 个疗程。

【不良反应】

本品耐受性良好,不良反应少见。偶见头痛与腹泻。极少发生恶心、上腹痛、腹胀、皮肤瘙痒及头晕,个别病例出现水肿、发热、抑郁及视力模糊。

【药物相互作用】

本品分子中的结构虽有吲哚环,但对肝药酶的影响却较 OME、兰索拉唑小很多,因此对主要经肝细胞色素 P_{450} 代谢的药物如地西泮、华法林、苯妥英、茶碱、地高辛和口服避孕药却未见有明显的相互作用,本药与同时使用的抗酸剂也无相互作用。

二、胃黏膜保护剂

(一)替普瑞酮,别名施维舒

【药理作用】

替普瑞酮为萜烯类的一种,本品不影响胃液分泌及胃运动,对各种实验性溃疡及各种实验性胃黏膜病变均具有广谱抗溃疡作用。本药可促进胃黏膜、胃黏液中主要的再生防御因子、高分子糖蛋白、磷脂的合成与分泌,以提高胃黏液中的重碳酸盐,达到加强胃黏膜防御功能,保护细胞增殖能力。提高胃黏膜中前列腺素生物合成能力,改善胃黏膜血流,故可促进胃黏膜损伤的治愈。实验证明本品对盐酸、阿司匹林所致的溃疡、酒精性溃疡具有细胞保护作用。服用施维舒后出现 2 个血药浓度峰值,一个在服药后 5 小时,一个在服药后 10 小时,这是由于达峰浓度的时间散乱所造成的。

【临床应用】

施维舒用于治疗急性胃炎、慢性胃炎的急性加重期、胃溃疡。可改善胃黏膜的糜烂、出血、充血和水肿。胶囊制剂 50mg,3 次/d 或 10% 细粒制剂 0.5g,3 次/d,饭后 30 分钟内口服。

第一章 临床常用药物治疗

【不良反应】

有时出现便秘、腹胀、腹泻、口渴、恶心、腹痛等症状,偶有肝酶轻度增高,此外头痛、皮疹、全身瘙痒均属少见,如遇过敏情况应停止用药。

【药物相互作用】

本药与 H_2 受体阻滞剂合用可提高疗效。与其他药物少见有相互作用。

(二)铝碳酸镁(达喜,威地美)或碱式碳酸镁铝(胃喜)

【药理作用】

达喜只作用于病灶部位,并不吸收入血流,可持续阻止胆酸和胃蛋白酶对胃的损伤,迅速中和胃酸,并可增强胃黏膜保护因子的作用。达喜具有独特的网状结构,既可中和胃酸,又可在酸性环境下结合胃内胆汁酸,当结合胆汁酸进入肠内碱性环境时又将胆汁酸释放,而不影响肠肝循环。

达喜活性成分为含有水羟基碳酸铝镁的无机化合物,具有持续酸中和能力。内镜观察证实,药片进入胃后,在 1 分钟内溶解和黏附在胃黏膜表面,使胃液的 pH 值不超过 5。在正常剂量下,不引起磷酸盐的耗竭,也不会使血清铝含量增加。

【临床应用】

适用于急、慢性、胃、十二指肠溃疡、胃灼热、十二指肠胃反流、胃食管反流、双重反流(即有胃食管反流又有十二指肠胃反流)。常用量达喜成人 1~2 片,3 次/d,饭后服。用于治疗胃和十二指肠溃疡时,需用药 4 周以上。长期使用应定期监测血中镁和铝的含量。严重肾功能障碍者慎用。达喜成人 1~2 片,3 次/d,饭后 1 片,可吞服或嚼碎服,症状重时可在两餐之间和晚上睡觉前加服 1~2 片。

【不良反应】

大剂量服用可导致胃肠道不适,如消化不良和软糊状便。偶有嗳气和便秘。

【药物相互作用】

不能与四环素同时服用,因为两者会形成螯合物而降低抗菌作用。由于本药改变胃液的 pH 值,故服用其他药物必须间隔 2 小时。

(三)硫糖铝(胃溃宁)

【药理作用】

1. 抗酸作用和抑制胃蛋白酶作用 硫糖铝是一种不吸收的蔗糖硫酸酯的铝盐(8 硫酸蔗糖的氢氧化铝盐)在胃酸中水解释放出氢氧化铝和硫酸化蔗糖,前者以凝胶形式发挥抗酸作用;后者能与胃蛋白酶形成复合物,抑制胃蛋白酶的作用,并与胃黏膜的黏蛋白络合形成保护膜,覆盖于溃疡面,促进溃疡愈合。

2. 结合胆盐、吸附胆汁酸 可防止反流的十二指肠液对胃黏膜的损害作用,减少胆汁反流性胃炎的发生。

3.对表皮生长因子作用　能吸附表皮生长因子(EGF)使之在溃疡处浓集,亦能刺激 EGF 的分泌,加强细胞的再生和修复功能,促进溃疡愈合。

4.黏液疏水性基因作用　可刺激黏膜细胞分泌碳酸氢,加强黏液碳酸氢盐屏障功能。

5.增加 PGE 的合成与释放　增加胃内源性 PGE_2 和 6-酮基 PGF_{12} 的合成与释放,改善黏膜血流。

6.提高胃黏膜膜电位　正常人胃黏膜膜电位:胃体部＞胃角部＞窦部＞十二指肠环部。萎缩性胃炎患者上述各部的电位差降低 1/2～1/3,黏膜内 pH 值及 HCO_3^- 降低,引起位差降低,使细胞内缓冲能力下降,中和及清除逆弥散 H^+ 能力降低,容易发生胃损伤。

7.降低壁细胞敏感性　故能有效地抑制胃酸分泌。

【临床应用】

活动性十二指肠溃疡 1g,4 次/d,饭前 0.5～1 小时和晚上饭后 2 小时服用。用药 4～8 周。亦可每次 2g,2 次/d,疗效相同。嚼碎后吞服疗效较好。对十二指肠溃疡,用药 4 周愈合率 59％～85％,8 周为 79％～91％。胃溃疡 4 周愈合率 36％～61％,8 周为 75％～94％。预防十二指肠溃疡复发 1g,2 次/d 于早餐前 0.5～1 小时和晚餐之后 2 小时服用,也可 2g,1 次/d,于晚餐前 0.5～1 小时或晚餐后 2 小时服用。本品在酸性环境中才能发挥药效,故不能与抗酸剂同服,必须合用时应间隔 1 小时以上。

【不良反应】

不良反应可有恶心、消化不良、腹部不适、眩晕和头痛,发生率 5％。便秘较多见。本品在肠道内可与磷结合,长期口服可能出现低磷血症。

【药物相互作用】

硫糖铝可降低抗凝药、地高辛、苯妥英和喹诺酮类药物等在消化道吸收,需合并用药时必须间隔 2 小时以上服用。

(四)胶态次枸橼酸铋(CBS、枸橼酸铋钾,得乐,德诺)

【药理作用】

1.抗溃疡作用　CBS 促进胃上皮细胞分泌黏液,与胃蛋白酶具有螯合作用,使其失去活性。

2.溃疡隔离作用　CBS 具有很高的水溶性和良好的胶溶性,胶体粒子 20～120μm。在胃内酸性环境下铋与枸橼酸之间的键开放,在溃疡底部与蛋白质和黏液糖蛋白形成铋肽复合物,覆盖溃疡底,防止酸-蛋白酶的损害。

3.促进溃疡愈合　CBS能使黏膜内源性PGE合成增加,并能吸附表皮生长因子在溃疡处浓集,可加速溃疡的愈合。同时CBS使中性/酸性黏液成分比例向有利于溃疡愈合方面转化。

4.抗H.pylori作用　实验证明CBS具有杀菌作用。与羟氨苄青霉素和甲硝唑三联用药,根除H.pylori效果更佳。

【临床应用】

1.消化性溃疡　CBS治疗消化性溃疡的疗效与西咪替丁相似,常用量120mg,4次/d,三餐前0.5小时及晚睡前各服1次或240mg,2次/d。口服。丽珠得乐110mg,4次/d或220mg,2次/d。4～8周为1个疗程,2个疗程之间要间歇4周。十二指肠溃疡4周溃疡愈合率78%～90%。胃溃疡的4周愈合率68%～75.9%;8周为64%～90%。

2.慢性胃炎　CBS治疗慢性胃炎,其H.pylori清除率、症状缓解率及病理好转率分别为81%、80%和75.9%,明显高于对照组。

3.根除幽门螺杆菌　与PPI联用可延长抗菌作用时间,提高抗H.pylori疗效。

【不良反应】

由于硫化铋的形成而出现黑便,其他不良反应有恶心、呕吐、便秘和腹泻,偶见一些轻度过敏反应。罕见大剂量铋剂可引起脑病,肾功能不全慎用并依功能状况减小用药剂量,以免发生铋中毒。本品不能与抗酸剂同服,应间隔1小时以上。

【药物相互作用】

CBS和四环素同时服用会影响四环素的吸收。服用本药期间不得服用其他含铋制剂,服用本品前后0.5小时内禁食,不得服其他饮料和药物。不能与OME合用,因pH值降低增加铋吸收可致急性铋中毒。

【制剂】

德诺:每片120mg。

丽珠得乐(枸橼酸铋钾胶囊):每胶囊含110mg。

胶体次枸橼酸铋钠:每片120mg。

先瑞(枸橼酸铋钾胶囊):每片110mg。

(五)盖世龙(马来酸伊索拉定)

【药理作用】

本药通过强化胃黏膜上皮细胞间的结合,增强黏膜细胞本身的稳定性以发挥细胞防御作用,同时具有增加胃黏膜血流供应的作用。口服后经消化道吸收迅速,用药后 3.5 小时达血浆峰浓度,血中半衰期为 150 小时。

【临床应用】

本品主要用于治疗胃溃疡,改善急慢性胃炎,胃黏膜病变,包括糜烂、出血、充血,水肿。常用量 2mg,2 次/d,口服。

【不良反应】

可见便秘、腹泻、恶心、呕吐及肝酶轻度增高,皮疹少见,孕妇及儿童慎用。

(六)前列腺素类

1.恩前列腺素(苯氧前列腺素) 本品能抑制胃酸分泌;促使上皮细胞分泌碳酸氢盐中和胃酸;增加胃液中糖蛋白含量,增强黏膜血流。主要用于胃炎、胃溃疡和十二指肠溃疡的治疗。35uug,2 次/d,口服,4～8 周为 1 个疗程。不良反应有腹泻、恶心、腹痛、便秘和头痛等。孕妇慎用或不用。

2.米索前列醇(喜克溃,前列腺素 E,PGE) 为人工合成的前列腺素。本品有抑制 BAO 分泌和减少胃液分泌,抑制胃液中蛋白水解酶的活性,增加 HCO_3^- 和黏液分泌作用,因而使消化性溃疡愈合,并使症状减轻。主要用于治疗十二指肠和胃溃疡。胃和十二指肠溃疡 400μg,2 次/d,或 200μg,4 次/d,应用 4～8 周。预防抗炎药所致消化性溃疡 200μg,每天 2～4 次,口服。不良反应有腹泻、消化不良、肠胀气、腹痛、恶心、呕吐、月经过多、阴道流血、皮肤瘙痒、偶有眩晕。孕妇、哺乳期妇女禁用。

3.奥诺前列素 为 PGE_1 衍生物。主要直接作用于胃黏膜,抑制胃酸分泌,增加黏膜血流,促进胃黏液分泌,对胃黏膜起保护作用。主要用于治疗胃溃疡,用量 5μg,4 次/d,餐间及睡前口服。不良反应可见过敏反应、腹泻、便秘、腹胀、恶心、呕吐、食欲减退、肝酶增高、月经异常等,因此过敏者、孕妇禁用。

(七)思密达

思密达(蒙脱石,复合硅铝酸盐)是全消化道黏膜保护剂,为一种硅铝酸盐,主要成分为双八面体蒙脱石微粒,其层纹状分子结构及非均匀性分布,使硅、铝等元素被封闭在分子晶格中不易释出,对消化道黏膜具有很强的覆盖能力。思密达只作用于消化道表面,不被吸收,不进入血液循环,对人体无任何毒性作用。

【药理作用】

1.提高黏液质量,延长黏液存留时间,加强消化道黏膜屏障作用,增强黏液凝胶的抗攻击性,防止 H.pylori、胃酸、胃蛋白酶及反流胆汁对胃黏膜的损害。

2.缓冲 H^+,使胃液 pH 值增高,服用思密达后可显著提高胃液的 pH 值,减轻 H^+ 对上皮细胞的损伤。这种缓冲作用不同于碱化胃液的作用,持续时间长且使

pH 值缓慢升高,不影响正常消化功能,无反跳现象。

3. 思密达吸附消化道内气体,减少呼出氢气的量,降低给肠内气体的刺激性;降低肠道过分敏感性,加强结肠抵抗力,恢复肠细胞回吸收功能,尚可使肠蠕动正常化,但不改变正常的肠蠕动,因此用于治疗肠易激综合征、结肠炎、炎症性肠病。

4. 思密达固定、清除多种病毒、病菌及其毒素,阻碍菌落形成,并增强黏液对细菌代谢产物和毒性酶作用产物的抵抗能力。

5. 增强、延长黏液对损伤黏膜的覆盖能力,促进上皮细胞再生与修复。思密达与黏液糖蛋白结合,保持胃肠道黏膜,减少损伤因素的侵袭和提高黏液质量及肠细胞正常吸收分泌功能。

6. 消化道局部止血功能,通过激活凝血因子Ⅶ、Ⅷ和Ⅻ实现止血作用。思密达的作用特点是:不被肠道吸收,不影响食物的正常消化吸收,不改变大便颜色,不影响 X 线检查。

【临床应用】

思密达主要用于下列疾病治疗:

1. 肠易激综合征、炎症性肠病、结肠炎　常用思密达 3g,3 次/d,连用 6 周。对腹痛、腹胀、腹泻的症状有显著疗效,高达 83.3%～100%。溃疡性结肠炎治疗用思密达 3g,3 次/d,用药 2～8 周,有效率达 75%。

2. 慢性胃炎　用思密达 3g,3 次/d。有报告,用 De-Nol 和羟氨苄青霉素作对照,治疗 4 周,治疗结束 4 周后腹痛、腹胀、恶心、呕吐、胃灼热等症状改善明显,总有效率 94.1%、H.pylori 根除率 65.4%,不典型增生消失占 61%。

3. 急、慢性腹泻　成人常用量 3g,3 次/d,用于治疗细菌性痢疾、病毒性肠炎、病因不明的急性腹泻病及迁延性腹泻等,对腹泻治疗有效率为 92.9%。

4. 食管炎、反流性食管炎　综合报告 1023 例反流性食管炎用思密达 3g,3 次/d,总有效率为 88.1%。

【不良反应】

除少数患者可产生轻度便秘外,无任何不良反应。

(八) 麦滋林-S

【药理作用】

L-谷氨酰胺广泛存在于黏膜,参与胃肠道黏膜的代谢,若被谷氨酰胺酶破坏其作用,可出现黏膜萎缩和溃疡。谷氨酰胺参与己糖胺、黏多糖和黏蛋白的生物合成,能促进胃黏膜的分泌,促进上皮细胞的增殖,有利于组织的修复。此外,L-谷氨酰胺分别有防止无水乙醇降低胃黏膜内前列腺素 E 或使生长抑素增多的效果,具有明显保护胃黏膜功能,其作用机制可能与促进黏液分泌、前列腺素合成和使生长抑素含量增多有关,从而增强了胃黏膜的防御功能。另具有降低炎症介质的消炎作用,抑制肥大细胞分泌组胺的抗过敏作用以及抑制胃蛋白酶活力。

麦滋林-S的作用机制有以下几个方面:①促进胃液中可溶性黏液分泌,加强黏膜对抗胃酸及其他有害刺激的屏障功能;②促进D细胞分泌生长抑素;③增强过氧化酶(CAT)和谷胱甘肽过氧化物酶(GSH-PX)的活力,通过后者消除自由基,削弱或阻断脂质过氧化作用,保护细胞免除脂质过氧化损害;④胃黏膜能合成大量的前列腺素,主要是 PGE_2、PGI_2 和 TXA_2,其中 PGE_2 具有很强的抗酸分泌和增加胃黏膜血流量等细胞保护作用,而麦滋林-S可使 PGE_2 含量增加。促进肉芽组织的形成和上皮细胞的再生;⑤抑制 H.pylori 感染所引起的炎症反应,抑制组胺的释放,H.pylori 清除率 25.5%~45.5%;⑥促进胃黏膜细胞的新陈代谢,抑制胃蛋白酶的活性。

麦滋林-S生物半衰期为 20~30 小时,血药浓度达峰时间约 3 小时。

【临床应用】

1.慢性胃炎 麦滋林-S对胃窦胃炎和胃体胃炎的总有效率可达80%~100%,治疗后慢性萎缩性胃炎活动消失达50%、症状缓解93%、萎缩程度好转13.3%,对肠化和异型增生的有效率达70%,均优于 H_2 受体阻滞剂、铋剂和硫糖铝。常用量0.67g,3 次/d,6 周为 1 个疗程。

2.胃及十二指肠溃疡 麦滋林-S可明显缓解胃及十二指肠溃疡患者的上消化道症状,总有效率95%~100%,1 周症状缓解率 90%~95%,6 周溃疡愈合率为 40%~85%。均较雷尼替丁高。麦滋林-S可明显减少溃疡的复发,治疗后 18 个月溃疡复发率为 3%~14%,而 H_2 受体阻滞剂治疗复发率可达 40%。此外,对吻合口溃疡和小儿消化性溃疡的疗效也高于 H_2 受体阻滞剂。

3.急性胃黏膜病变的预防 麦滋林-S对脑出血、严重烧伤、酒精中毒、抗皮质激素及 NSAIDS 等所致急性胃黏膜病变有显著的预防效果。

4.对幽门螺杆菌作用 临床上应用麦滋林-S后血清中 H.pylori 抗体转阴率66.6%,胃黏膜 H.pylori 清除率 25.5%~45.5%,略低于胶体铋剂。

5.功能性消化不良 麦滋林-S治疗 4 周后可使胃动素含量增加,改善胃排空至正常。

6.肿瘤患者 可减轻化疗药物对胃黏膜的刺激和损害,并能缓解化疗引起的呕吐。在治疗上述疾病时麦滋林-S与制酸剂和抗炎药合用,并可提高疗效。

【不良反应】

可有轻微的口干、口苦、恶心、便秘、腹痛、腹胀、胃部不适、嗜睡,但不影响继续服药,且停药后即可消失。

(九)谷氨酰胺胶囊(自维)

【作用机制】

1.谷氨酰胺是胃肠黏膜的特殊营养物质,是黏膜细胞代谢的重要能量来源。谷氨酰胺对胃肠黏膜防御因子成分,包括己糖胺、酸性黏多糖、糖蛋白的生物合成起促进作用。可明显保护和修复胃肠黏膜损伤,保护黏膜屏障,防止细菌、内毒素移位,从而降低肠源性感染,减少毒血症、败血症等发生。

2.谷氨酰胺可促进蛋白质合成,防止病理或应激状态,如严重烧伤、手术、感染等情况下肌肉分解,减轻病症,促进创面愈合,减少手术并发症,降低多脏器功能衰竭的发生。

3.谷氨酰胺为免疫细胞能量和物质代谢所必需的氨基酸,直接参与免疫细胞的生长、增殖、分化过程,可增强机体免疫力,增强细胞活力及对感染的防御。

【药代动力学】

口服后几乎完全被吸收,1~2小时后达血药浓度高峰,给药6小时后81%由呼气中排出,尿中排出4%,粪便中排出1.5%。

【适应证】

1.急慢性胃炎和肠炎,腹胀、腹泻、肠道不适和吸收不良等胃肠功能紊乱。

2.消化性溃疡、口腔溃疡、溃疡性结肠炎、克罗恩病、肠易激综合征、短肠综合征。自维对消化性溃疡引起的腹痛、烧灼感、恶心及腹胀具有较好的疗效,服药4周后上述症状消失率80%~100%。

3.创伤、烧伤、手术及严重感染力所致胃、肠黏膜损害后的修复及提高机体免疫力。

4.肿瘤患者因放疗、化疗引起恶心、呕吐、腹泻者。

5.肝胆疾病引起的胃肠功能损伤,消化不良,腹泻,腹胀。

【用法用量】

3~4次/d,每次2粒(0.5g)。

【注意事项】

部分需要限制蛋白质摄入的晚期肝肾功能不全患者慎用。吞咽困难者可拆开胶囊,用温水冲服。重症患者可将胶囊内的内容物用生理盐水调和后灌肠治疗。对无腹泻的患者长期服用可引起便秘,增加尿量、饮水量或摄入高纤维素含量食物可缓解。

第二节 促动力药

一、多巴胺受体阻滞剂

此类药物包括甲氧氯普胺(别名胃复安)、吗丁啉(多潘立酮)和氯波必利,作用于多巴胺 2 受体(DAR_2),阻断多巴胺(DA)对上消化道抑制作用。这类药物不仅具有刺激胃、十二指肠动力特性,还可提高下食管括约肌压力,增强胃窦收缩,促进胃排空,而且通过作用于化学感受器激发区而起止吐作用。胃复安易通过血脑屏障,作用于神经系统引起焦虑、头晕、疲乏、共济失调等,发生率约 20%,因此临床上已很少应用。

【药理作用】

本药为外周多巴胺受体阻滞剂,直接作用于胃肠壁,可增加食管下部括约肌张力,防止胃-食管反流,增强胃蠕动,促进胃排空,协调胃与十二指肠运动,抑制恶心、呕吐,能有效地防止胆汁反流,并且不影响胃液分泌。本品不易通过血脑屏障,对脑内多巴胺受体无抑制作用,因此,无锥体外系等精神、神经副作用。

口服后吸收迅速,15~30 分钟可达峰值血药浓度,几乎全部在肝内代谢。半衰期为 7 小时。

【临床应用】

临床上用于治疗胃排空延缓、胃食管反流、食管炎症引起的消化不良症,如上腹饱胀、上腹痛、胃肠胀气、恶心呕吐。功能性、器质性、感染性、饱食性、放射性治疗或化疗所引起的恶心、呕吐。用多巴胺受体激动剂(如左旋多巴、溴隐亭等)治疗帕金森病所引起的恶心呕吐。

成人用量 10mg,3~4 次/d,必要时剂量可加倍,儿童 300μg/(kg·次),3~4 次/d,饭前 15~30 分钟服用。

【不良反应】

偶见一过性、轻度腹部痉挛,此外可有口干、头晕,偶有血清催乳素水平升高,引起乳房压痛、溢乳、月经不规则,发生率 2%~7%,但停药后即可恢复正常。抗胆碱能药可对抗本品的抗消化不良作用,故两者不宜合用。

【制剂】

片剂:10mg/片。

混悬液:10ml 相当于 10mg。

二、5-HT4 受体激动剂

(一)西沙必利(普瑞博思)

【药理作用】

本品为全胃肠动力剂,作用机制主要是促进肌间神经丛,通过兴奋肠肌间神经丛节前神经元的 5-HT4 受体而间接增加胆碱能神经递质传送,以增强胃肠胃运动。可增强食管蠕动和下食管括约肌张力;可防止胃内容物反流入食管并改善食管的清除率,缩短食管酸暴露时间;可增加胃和十二指肠收缩性与胃窦-十二指肠的协调性;可减少十二指肠-胃反流;可改善胃和十二指肠的排空;可加强肠的运动并促进小肠和大肠的转运。本品缺乏拟胆碱效应,故不增加基础的及五肽胃泌素引起的胃酸分泌。因对心脏有一定毒性作用,故现已少用。

【临床应用】

1. 胃轻瘫综合征、慢性假性肠梗阻 临床上应用治疗慢性假性肠梗阻有效,常用剂量为 10~20mg,3 次/d,口服。国内叶藩等报告 90 例胃轻瘫患者用西沙必利治疗,消化不良在 1 周左右完全缓解,对早饱、腹胀、恶心、呕吐的有效率 100%,对腹胀、餐后不适为 87.5% 和 85.7%。

2. 功能性消化不良 成人剂量 5~10mg,3 次/d,饭前 15~30 分钟口服,认为是首选的动力药。

3. 慢性便秘 可缩短结肠通过时间,降低肛门直肠反射阈值和直肠感觉阈值,增加排便次数。常规剂量为 5mg,3 次/d,也可加至 10~20mg,3 次/d。普卡必利不仅刺激肠肌间神经运动神经元的 5-HT$_4$ 受体,释放乙酰胆碱,还刺激 NCNA(非胆碱能非肾上腺能)神经递质,促使结肠出现高振幅的蠕动收缩,促使排便通畅。促动力剂主要用于结肠通过缓慢型出口梗阻型便秘患者。

4. 反流性食管炎 西沙必利 10mg,4 次/d,治疗 8 周,内镜下反流性食管炎愈合率为 62.8%,疗效比雷尼替丁为好。

【不良反应】

可有一过性腹部痉挛、肠鸣和腹泻,发生腹部痉挛时可减少剂量,偶有过敏、轻度短暂的头痛、头晕和尿频。罕见可逆性肝功能异常的报道。肝肾功能不良患者使用时剂量减半。

【药物相互作用】

1. 本品加速胃排空从而影响药物的吸收率,经胃吸收的药物可降低,而经小肠吸收的药物可能会增加,如抗凝药、H$_2$ 受体阻断药等。

2.与普瑞博思同时使用时苯二氮䓬类及酒精的镇静作用可能增加。

3.抗霉菌剂如酮康唑、氟康唑、伊曲康唑及红霉素素和克拉霉素会明显抑制西沙必种的代谢,导致西沙必利的血浆水平显著升高。

【制剂】

片剂:5mg/片,10mg/片。

(二)莫沙必利(加斯清,瑞琪)

【药理作用】

药理作用与西沙必利相同。莫沙必利刺激肠肌神经丛 $5-HT_4$ 受体,引起副交感神经末梢乙酰胆碱的释放,与平滑肌上毒蕈碱受体结合增加,引起消化道运动增强。人类肌层胃体部、幽门部、结肠和直肠均有 $5-HT_4$ 受体分布,故可引起上述部位平滑肌收缩,使运动增强。莫沙必利增强食管蠕动和下食管括约肌张力,为防止胃内容物反流入食管,并可改善食管的清除率;增加胃和十二指肠收缩性与胃窦-十二指肠的协调性,有改善胃和十二指肠排空,减少十二指肠-胃反流;可加强肠的运动并促进小肠和大肠的转运。与西沙必利比较运动作用强,作用起效快,0.8~0.9 小时达血药峰值(西沙必利 2 小时),且无任何心脏毒性,因此使用更为安全。

【临床应用】

莫沙必利的适应证与西沙必利相同。主要用于:①慢性胃炎、功能性消化不良;②胃-食管反流,包括食管炎的治疗及维持治疗;③与运动功能失调有关的假性肠梗阻导致的推进蠕动不足和胃肠内容物潴留;④恢复肠道推进性运动,可作为慢性便秘的长期治疗药物。

常用量为 5mg,3 次/d,因食物不影响疗效,故饭前、饭后皆可服用。4 周为 1 个疗程。一篇治疗功能性消化不良的报告显示,莫沙必利在改善症状方面与西沙必利相比较无显著差异($P>0.05$)。胃排空改善有效率两组间也无显著差异。

【药物相互作用】

与抗胆碱能药使用可使本品作用减弱,因此与抗胆碱药并用时应分开间隔使用。

【不良反应】

主要表现有腹泻、口干、眩晕、头痛、失眠、疲倦。程度均为轻、中度,不影响继续用药。不良反应总发生率为 $2.77\%\sim3.74\%$。可有一过性肝酶轻度增高、甘油三酯增高(1.0%)。

【注意事项】

1.持续给药一段时间(通常为 2 周),仍未见消化道症状改善时,不应长期盲目给药。

2. 老年人服用应慎重,一旦发生不良反应应减少剂量。

3. 孕妇慎用,哺乳期妇女禁用,如必须应用时应停止哺乳。

4. 本品对胃肠动力的效应下部分作用可由抗胆碱能药物所阻断,因此两类药物不宜同时使用。

【制剂】

片剂:每片 5mg。

三、胃肠运动节律双向调节剂

目前用于临床的制剂有马来酸曲美布汀、马来酸三甲氧苯丁氨酯片(舒丽启能、援生力维、诺为等)。

【作用机制】

直接作用于消化吸收道平滑肌,调节异常的消化道运动。

1. 胃肠运动低下状态时 ①抑制 K^+ 的通透性,引起去极化,从而促进平滑肌收缩,使运动增加;②作用于肾上腺素能神经受体,即作用于外周(ENS)μ、κ 阿片受体受体,抑制去甲基肾上腺素释放,从而增加运动节律;③解除对胆碱能神经的抑制性调节,使乙酰胆碱释放增加,促进平滑肌收缩使运动增加。

2. 胃肠运动亢进状态时 ①抑制 Ca^{2+} 的通透性,抑制平滑肌收缩,使运动减少;②主要作用于胆碱能神经 κ 受体,抑制乙酰胆碱释放,从而改善运动亢进状态。

【药理作用】

1. 胃运动调节作用,可使胃自律运动的振幅减小,使其趋于规律的节律性收缩;抑制运动机能亢进肌群的运动,可增进运动机能低下肌群的运动。

2. 诱发成人生理性消化道推进运动,用于治疗便秘。

3. 使胃排空减弱得到改善,同时还可使胃排空功能亢进得到抑制。

4. 对肠运动作用可抑制大肠运动亢进,对肌肉紧张度低有增加紧张的作用。

5. 食管下段括约肌调节作用。降低四肽促胃泌素负荷引起的内压上升,同时也能使肠促胰液素引起的内压的降低得到回升。

6. 对消化道平滑肌的直接作用使胃肠蠕动增强。

【临床应用】

双向调节剂为全消化促动力药,临床上用于治疗胃轻瘫、功能性消化不良、胃-食管反流、十二指肠-胃反流、慢性假性肠梗阻、肠易激综合征等。

常用剂量:100～200mg,3 次/d,饭前 15～30 分钟,口服。治疗肠易激综合征 8 周为 1 个疗程;治疗胃轻瘫可用更长时间。

【不良反应】

不良反应较少,其发生率为 3.49%,主要不良反应有一过性口干、舌麻、头痛、头晕和轻度 γ-GT 升高,偶有腹泻、便秘和心动过速。如出现皮疹等过敏反应时应停用。

【制剂】

舒丽启能片剂:每片 100mg。

援生力维片剂:每片 100mg。

诺为片剂:每片 100mg。

四、盐酸伊托必利(为力苏)

【药理作用】

本品具有多巴胺 D_2 受体拮抗活性和乙酰胆碱酯酶抑制活性,通过两者的协同作用发挥胃肠促动力作用。由于拮抗多巴胺 D_2 受体活性的作用,因此,尚有一定抗呕吐作用。

【药代动力学】

本品口服后在胃肠迅速吸收。经肝脏首过代谢,其相对生物利用度约 60%,食物对本品生物利用度没有影响。在肝脏主要通过黄素单加氧酶途径转化代谢。其代谢产物主要经肾排泄。清除半衰期约 6 小时。其促动力作用在治疗剂量范围内与剂量呈线性相关。

【适应证】

为力苏用于因胃肠动力学减慢引起的消化吸收不良症状,包括上腹部饱胀感、上腹痛、食欲减退、恶心和呕吐等症状,如功能性消化不良、食管反流病、慢性胃炎等。

【用法用量】

成人每次 50mg,3 次/d,餐前口服。根据患者年龄和症状可相应调整剂量。若用药 2 周后症状改善不明显,宜停药。

【不良反应】

很少(<0.1%)发生皮疹、潮红和瘙痒等过敏现象。偶尔(0.1%～5%)发生腹泻、便秘、腹痛和唾液增加等症状。偶尔出现头痛、易激惹和眩晕、白细胞减少、尿

素氮和肌酐水平增高、胸背痛和疲乏感等。

【注意事项】

本品能增加乙酰胆碱的作用,必须慎重使用。胃肠道出血、机械性梗阻或穿孔患者,应禁用本药。妊娠期妇女慎用。

五、普芦卡必利(力洛)

【药理作用】

普卢卡必利为苯丙咪唑类药物,选择性作用于肠道感觉神经元的 $5-HT_4$ 受体,加速结肠传输和近端结肠排空,同时可调节肠道的不协调运动。另有发现普卢卡必利对胃、小肠和结肠均有促动力作用。对正常传输型和慢传输型便秘均有治疗作用。一项随机、对照、双盲研究显示,与对照组相比,普卢卡必利可改善或使肠道运动状况恢复,疗效持久。其作用机制系通过兴奋肠肌间神经元的 $5-HT_4$ 受体释放乙酰胆碱,刺激胃肠道平滑肌收缩和蠕动,从而加速结肠传输,促进排便。普卢卡必利有较强的肠道动力作用,可显著促进结肠传输,诱导高幅推进性收缩(HAPCs),在改善肠道动力和传输、增加排便功能方面有显著作用。

【临床应用】

对慢性便秘患者有很好的疗效和安全性。普卢卡必利 2mg,1 次/d,12 周为 1 个疗程,结果平均每周自发完全大便(SCBM)每周≥3 次的患者占 33.3%,显著高于安慰剂组(10.3%),$P<0.001$。欧洲推荐使用普卢卡必利治疗传统药治疗无效的便秘患者。初步研究显示也可用来治疗阿片类药物引起的便秘,由硬皮病引起的假性肠梗阻。

【药物相互作用】

普卢卡必利与其他药物相互作用很少,不经细胞色素(CY)P3A4 代谢,60% 的活性以原形经尿排出;与 CYP450 的药物同时使用,不会影响普卢卡必利的血浆浓度,因此可与其他药物联用。

【不良反应】

不良反应较少,主要功能为轻至中度头痛和消化道症状,大多发生在治疗第一天,且为一过性;心血管不良现象事件发生率与安慰剂组相似。

第三节 抗炎药

一、青霉素类抗生素

本类药物可分为：①主要作用于革兰阳性细菌的药物，如青霉素、普鲁卡因青霉素、苄星青霉素、青霉素 V（苯氧甲基青霉素）；②耐青霉素酶青霉素，如甲氧西林（现仅用于药敏试验）、苯唑西林、氯唑西林等；③广谱青霉素，抗菌谱除革兰阳性菌外，④还包括：对部分肠杆菌科细菌有抗菌活性者，如氨苄西林、阿莫西林；对多数革兰阴性杆菌包括铜绿假单胞菌具抗菌活性者，如哌拉西林、阿洛西林、美洛西林。

（一）适应证

1.青霉素　青霉素适用于溶血性链球菌、肺炎链球菌、对青霉素敏感（不产青霉素酶）、金葡菌等革兰阳性球菌所致的感染，包括败血症、肺炎、脑膜炎、咽炎、扁桃体炎、中耳炎、猩红热、丹毒等，也可用于治疗草绿色链球菌和肠球菌心内膜炎，以及破伤风、气性坏疽、炭疽、白喉、流行性脑脊髓膜炎、李斯特菌病、鼠咬热、梅毒、淋病、雅司、回归热、钩端螺旋体病、奋森咽峡炎、放线菌病等。青霉素尚可用于风湿性心脏病或先天性心脏病患者进行某些操作或手术时，预防心内膜炎发生。

普鲁卡因青霉素的抗菌谱与青霉素基本相同，供肌注，对敏感细菌的有效浓度可持续 24 小时。适用于敏感细菌所致的轻症感染。

苄星青霉素的抗菌谱与青霉素相仿，本药为长效制剂，肌注 120 万单位后血中低浓度可维持 4 周。本药用于治疗溶血性链球菌咽炎及扁桃体炎，预防溶血性链球菌感染引起的风湿热。本药亦可用于治疗梅毒。

青霉素 V 对酸稳定，可口服。抗菌作用较青霉素为差，适用于敏感革兰阳性球菌引起的轻症感染。

2.耐青霉素酶青霉素类　本类药物抗菌谱与青霉素相仿，但抗菌作用较差，对青霉素酶稳定；因产酶而对青霉素耐药的葡萄球菌对本类药物敏感，但甲氧西林耐药葡萄球菌对本类药物耐药。主要适用于产青霉素酶的葡萄球菌（甲氧西林耐药者除外）感染，如败血症、脑膜炎、呼吸道感染、软组织感染等；也可用于溶血性链球菌或肺炎链球菌与耐青霉素葡萄球菌的混合感染。单纯肺炎链球菌、溶血性链球菌或青霉素敏感葡萄球菌感染则不宜采用。

3.广谱青霉素类　氨苄西林与阿莫西林的抗菌谱较青霉素广，对部分革兰阴性杆菌（如流感嗜血杆菌、大肠埃希菌、奇异变形杆菌）亦具抗菌活性。对革兰阳性球菌作用与青霉素相仿。本类药物适用于敏感细菌所致的呼吸道感染、尿路感染、胃肠道感染、皮肤软组织感染、脑膜炎、败血症、心内膜炎等。氨苄西林为肠球菌感染的首选用药。

哌拉西林、阿洛西林和美洛西林对革兰阴性杆菌的抗菌谱较氨苄西林广,抗菌作用也增强。除对部分肠杆菌科细菌外,对铜绿假单胞菌亦有良好抗菌作用;适用于肠杆菌科细菌及铜绿假单胞菌所致的呼吸道感染、尿路感染、胆道感染、腹腔感染、皮肤软组织感染等。

本类药物均可为细菌产生的青霉素酶水解失活。

(二)注意事项

1.无论采用何种给药途径,用青霉素类药物前必须详细询问患者有无青霉素类过敏史、其他药物过敏史及过敏性疾病史,并须先做青霉素皮肤试验。

2.过敏性休克一旦发生,必须就地抢救,并立即给病人注射肾上腺素,并给予吸氧、应用升压药、肾上腺皮质激素等抗休克治疗。

3.全身应用大剂量青霉素可引起腱反射增强、肌肉痉挛、抽搐、昏迷等中枢神经系统反应(青霉素脑病),此反应易出现于老年和肾功能减退患者。

4.青霉素不用于鞘内注射。

5.青霉素钾盐不可快速静脉注射。

6.本类药物在碱性溶液中易失活。

二、头孢菌素类抗生素

头孢菌素类根据其抗菌谱、抗菌活性、对β内酰胺酶的稳定性以及肾毒性的不同,目前分为四代。第一代头孢菌素主要作用于需氧革兰阳性球菌,仅对少数革兰阴性杆菌有一定抗菌活性;常用的注射剂有头孢唑啉、头孢噻吩、头孢拉定等,口服制剂有头孢拉定、头孢氨苄和头孢羟氨苄等。第二代头孢菌素对革兰阳性球菌的活性与第一代相仿或略差,对部分革兰阴性杆菌亦具有抗菌活性;注射剂有头孢呋辛、头孢替安等,口服制剂有头孢克洛、头孢呋辛酯和头孢丙烯等。第三代头孢菌素对肠杆菌科细菌等革兰阴性杆菌具有强大抗菌作用,头孢他啶和头孢哌酮除肠杆菌科细菌外对铜绿假单胞菌亦具高度抗菌活性;注射品种有头孢噻肟、头孢曲松、头孢他啶、头孢哌酮等,口服品种有头孢克肟和头孢泊肟酯等,口服品种对铜绿假单胞菌均无作用。第四代头孢菌素常用者为头孢吡肟,它对肠杆菌科细菌作用与第三代头孢菌素大致相仿,其中对阴沟肠杆菌、产气肠杆菌、柠檬酸菌属等的部分菌株作用优于第三代头孢菌素,对铜绿假单胞菌的作用与头孢他啶相仿,对金葡菌等的作用较第三代头孢菌素略强。

(一)适应证

1.第一代头孢菌素　注射剂主要适用于甲氧西林敏感葡萄球菌、溶血性链球菌和肺炎链球菌所致的上、下呼吸道感染、皮肤软组织感染、尿路感染、败血症、心内膜炎等；亦可用于流感嗜血杆菌、奇异变形杆菌、大肠埃希菌敏感株所致的尿路感染以及肺炎等。头孢唑啉常用于预防手术后切口感染。

头孢拉定、头孢氨苄等口服剂的抗菌作用较头孢唑啉为差，主要适用于治疗敏感菌所致的轻症病例。

2.第二代头孢菌素　主要用于治疗甲氧西林敏感葡萄球菌、链球菌属、肺炎链球菌等革兰阳性球菌，以及流感嗜血杆菌、大肠埃希菌、奇异变形杆菌等中的敏感株所致的呼吸道感染、尿路感染、皮肤软组织感染、败血症、骨、关节感染和腹腔、盆腔感染。用于腹腔感染和盆腔感染时需与抗厌氧菌药合用。头孢呋辛尚可用于对磺胺药、青霉素或氨苄西林耐药的脑膜炎球菌、流感嗜血杆菌所致脑膜炎的治疗，也用于手术前预防用药。

头孢克洛、头孢呋辛酯、头孢丙烯等口服剂，主要适用于上述感染中的轻症病例。头孢呋辛酯口服尚可用于淋病奈瑟球菌(包括产青霉素酶及非产青霉素酶菌株)所致单纯性淋菌性尿道炎、宫颈炎、直肠肛门感染。

3.第三代头孢菌素　适用于敏感肠杆菌科细菌等革兰阴性杆菌所致严重感染，如下呼吸道感染、败血症、腹腔感染、肾盂肾炎和复杂性尿路感染、盆腔炎性疾病、骨关节感染、复杂性皮肤软组织感染、中枢神经系统感染等。治疗腹腔、盆腔感染时需与抗厌氧菌药如甲硝唑合用。本类药物对化脓性链球菌、肺炎链球菌、甲氧西林敏感葡萄球菌所致的各种感染亦有效，但并非首选用药。头孢他啶、头孢哌酮尚可用于铜绿假单胞菌所致的各种感染。

第三代口服头孢菌素主要用于治疗敏感菌所致轻、中度感染，也可用于经第三代头孢菌素注射剂治疗病情已基本好转后的病例；但需注意第三代口服头孢菌素均不宜用于铜绿假单胞菌和其他非发酵菌的感染。

4.第四代头孢菌素　目前国内应用者为头孢吡肟。本药的抗菌谱和适应证与第三代头孢菌素同，尚可用于对第三代头孢菌素耐药而对其敏感的产气肠杆菌、阴沟肠杆菌、沙雷菌属等细菌感染，亦可用于中性粒细胞缺乏伴发热患者的经验治疗。

所有头孢菌素类对甲氧西林耐药葡萄球菌和肠球菌属抗菌作用均差，故不宜选用于治疗上述细菌所致感染。

（二）注意事项

1. 禁用于对任何一种头孢菌素类抗生素有过敏史及有青霉素过敏性休克史的患者。

2. 用药前必须详细询问患者先前有否对头孢菌素类、青霉素类或其他药物的过敏史。有青霉素类、其他β内酰胺类及其他药物过敏史的患者，有明确应用指征时应谨慎使用本类药物。在用药过程中一旦发生过敏反应，须立即停药。如发生过敏性休克，须立即就地抢救并予以肾上腺素等相关治疗。

3. 此类药物多数主要经肾脏排泄，中度以上肾功能不全患者应根据肾功能适当调整剂量。中度以上肝功能减退时，头孢哌酮、头孢曲松可能需要调整剂量。

4. 氨基糖苷类和第一代头孢菌素注射剂合用可能加重前者的肾毒性，应注意监测肾功能。

5. 头孢哌酮可导致低凝血酶原血症或出血，合用维生素K可预防出血；本药亦可引起戒酒样反应。用药期间及治疗结束后72小时内应避免摄入含酒精饮料。

三、碳青霉烯类抗生素

目前在国内应用的碳青霉烯类抗生素有亚胺培南/西司他丁、美罗培南和帕尼培南/倍他米隆。碳青霉烯类抗生素对各种革兰阳性球菌、革兰阴性杆菌（包括铜绿假单胞菌）和多数厌氧菌具强大抗菌活性，对多数β内酰胺酶高度稳定，但对甲氧西林耐药葡萄球菌和嗜麦芽窄食单胞菌等抗菌作用差。

（一）适应证

1. 多重耐药但对本类药物敏感的需氧革兰阴性杆菌所致严重感染：包括由肺炎克雷伯菌、大肠埃希菌、阴沟肠杆菌、柠檬酸菌属、黏质沙雷菌等肠杆菌科细菌、铜绿假单胞菌、不动杆菌属等细菌所致败血症、下呼吸道感染、肾盂肾炎和复杂性尿路感染、腹腔感染、盆腔感染等；用于铜绿假单胞菌所致感染时，需注意在疗程中某些菌株可出现耐药。

2. 脆弱拟杆菌等厌氧菌与需氧菌混合感染的重症患者。

3. 病原菌尚未查明的免疫缺陷患者中重症感染的经验治疗。

亚胺培南/西司他丁可能引起癫痫、肌阵挛、意识障碍等严重中枢神经系统不良反应，故不适用于治疗中枢神经系统感染。美罗培南、帕尼培南一倍他米隆则除上述适应证外，尚可用于年龄在3个月以上的细菌性脑膜炎患者。

（二）注意事项

1. 禁用于对本类药物及其配伍成分过敏的患者。

2.本类药物不宜用于治疗轻症感染,更不可作为预防用药。

3.本类药物所致的严重中枢神经系统反应多发生在原有癫痫史等中枢神经系统疾患者及肾功能减退患者未减量用药者,因此原有癫痫等中枢神经系统疾病患者避免应用本类药物。中枢神经系统感染的患者有指征应用美罗培南或帕尼培南时,仍需严密观察抽搐等严重不良反应。

4.肾功能不全者及老年患者应用本类药物时应根据肾功能减退程度减量用药。

四、β内酰胺类/β内酰胺酶抑制剂

目前临床应用者有阿莫西林/克拉维酸、替卡西林/克拉维酸、氨苄西林/舒巴坦、头孢哌酮舒巴坦和哌拉西林-三唑巴坦。

(一)适应证

本类药物适用于因产β内酰胺酶而对β内酰胺类药物耐药的细菌感染,但不推荐用于对复方制剂中抗生素敏感的细菌感染和非产β内酰胺酶的耐药菌感染。

阿莫西林/克拉维酸适用于产β内酰胺酶的流感嗜血杆菌、卡他莫拉菌、大肠埃希菌等肠杆菌科细菌、甲氧西林敏感金葡菌所致感染,如鼻窦炎、中耳炎、下呼吸道感染、泌尿生殖系统感染、皮肤软组织感染、骨关节感染、腹腔感染,以及败血症等。重症感染者或不能口服者应用本药的注射剂,轻症感染或经静脉给药后病情好转的患者可予口服给药。'

氨苄西林/舒巴坦静脉给药及其口服制剂舒他西林的适应证与阿莫西林/克拉维酸相同。

头孢哌酮/舒巴坦、替卡西林/克拉维酸和哌拉西林/三唑巴坦仅供静脉使用,适用于产β内酰胺酶的大肠埃希菌、肺炎克雷伯菌等肠杆菌科细菌、铜绿假单胞菌和拟杆菌属等厌氧菌所致的各种严重感染。

(二)注意事项

1.应用阿莫西林/克拉维酸、替卡西林/克拉维酸、氨苄西林/舒巴坦和哌拉西林/三唑巴坦前必须详细询问药物过敏史并进行青霉素皮肤试验,对青霉素类药物过敏者或青霉素皮试阳性患者禁用。对以上合剂中任一成分有过敏史者禁用该合剂。

2.有头孢菌素或舒巴坦过敏史者禁用头孢哌酮/舒巴坦。有青霉素类过敏史的患者确有应用头孢哌酮/舒巴坦的指征时,必须在严密观察下慎用,但有青霉素过敏性休克史的患者,不可选用头孢哌酮/舒巴坦。

3.应用本类药物时如发生过敏反应,须立即停药;一旦发生过敏性休克,应就地抢救,并给予吸氧及注射肾上腺素、肾上腺皮质激素等抗休克治疗。

4.中度以上肾功能不全患者使用本类药物时应根据肾功能减退程度调整剂量。

5.本类药物不推荐用于新生儿和早产儿;哌拉西林/三唑巴也不推荐在儿童患者中应用。

五、氨基糖苷类抗生素

临床常用的氨基糖苷类抗生素主要有:①对肠杆菌科和葡萄球菌属细菌有良好抗菌作用,但对铜绿假单胞菌无作用者,如链霉素、卡那霉素、核糖霉素。其中链霉素对葡萄球菌等革兰阳性球菌作用差,但对结核分枝杆菌有强大作用;②对肠杆菌科细菌和铜绿假单胞菌等革兰阴性杆菌具强大抗菌活性,对葡萄球菌属亦有良好作用者,如庆大霉素、妥布霉素、奈替米星、阿米卡星、异帕米星、小诺米星、依替米星;③抗菌谱与卡那霉素相似,由于毒性较大,现仅供口服或局部应用者有新霉素与巴龙霉素,后者对阿米巴原虫和隐孢子虫有较好作用。此外尚有大观霉素,用于单纯性淋病的治疗。所有氨基糖苷类药物对肺炎链球菌、溶血性链球菌的抗菌作用均差。

(一)适应证

1.中、重度肠杆菌科细菌等革兰阴性杆菌感染。

2.中、重度铜绿假单胞菌感染。治疗此类感染常需与具有抗铜绿假单胞菌作用的β内酰胺类或其他抗生素联合应用。

3.严重葡萄球菌或肠球菌感染治疗的联合用药之一(非首选)。

4.链霉素或庆大霉素亦可用于土拉菌病、鼠疫及布鲁菌病,后者的治疗需与其他药物联合应用。

5.链霉素可用于结核病联合疗法。

6.新霉素口服可用于结肠手术前准备,或局部用药。

7.巴龙霉素可用于肠道隐孢子虫病。

8.大观霉素仅适用于单纯性淋病。

(二)注意事项

1.对氨基糖苷类过敏的患者禁用。

2.任何一种氨基糖苷类均具肾毒性、耳毒性(耳蜗、前庭)和神经肌肉阻滞作用,因此用药期间应监测肾功能(尿常规、血尿素氮、血肌酐),严密观察患者听力及前庭功能,注意观察神经肌肉阻滞症状。一旦出现上述不良反应先兆时,须及时停药。需注意局部用药时亦有可能发生上述不良反应。

3.氨基糖苷类抗生素对社区获得上、下呼吸道感染的主要病原菌肺炎链球菌、溶血性链球菌抗菌作用差,又有明显的耳、肾毒性,因此对门急诊中常见的上、下呼吸道细菌性感染不宜选用本类药物治疗。由于其毒性反应,本类药物也不宜用于单纯性上、下尿路感染初发病例的治疗。

4.肾功能减退患者应用本类药物时,需根据其肾功能减退程度减量给药,并应进行血药浓度监测调整给药方案,实现个体化给药。

5.新生儿、婴幼儿、老年患者应尽量避免使用本类药物。临床有明确指征需应用时,则应进行血药浓度监测,根据监测结果调整给药方案。

6.妊娠期患者应避免使用。哺乳期患者应避免使用或用药期间停止哺乳。

7.本类药物不宜与其他肾毒性药物、耳毒性药物、神经肌肉阻滞剂或强利尿剂同用。与注射用第一代头孢菌素类合用时可能增加肾毒性。

8.本类药物不可用于眼内或结膜下给药,因可能引起黄斑坏死。

六、四环素类抗生素

四环素类抗生素包括四环素、金霉素、土霉素及半合成四环素类多西环素(强力霉素)、美他环素(甲烯土霉素)和米诺环素(二甲胺四环素)。四环素类曾广泛应用于临床,由于常见病原菌对本类药物耐药性普遍升高及其不良反应多见,目前本类药物临床应用已受到很大限制。

七、大环内酯类抗生素

目前沿用的大环内酯类有红霉素、麦迪霉素、螺旋霉素、乙酰螺旋霉素、交沙霉素、柱晶白霉素。大环内酯类新品种(新大环内酯类)有阿奇霉素、克拉霉素、罗红霉素等,其对流感嗜血杆菌、肺炎支原体或肺炎衣原体等的抗微生物活性增强、口服生物利用度提高、给药剂量减小、不良反应亦较少,临床适应证有所扩大。

(一)适应证

1.红霉素(含琥乙红霉素、依托红霉素、乳糖酸红霉素)等沿用大环内酯类

(1)作为青霉素过敏患者的替代药物,用于β溶血性链球菌、肺炎链球菌中的敏感菌株所致的上、下呼吸道感染;敏感β溶血性链球菌引起的猩红热及蜂窝织炎;白喉及白喉带菌者。

(2)军团菌病。

(3)衣原体属、支原体属等所致的呼吸道及泌尿生殖系统感染。

(4)其他:口腔感染、空肠弯曲菌肠炎、百日咳等。

麦迪霉素、螺旋霉素、乙酰螺旋霉素及交沙霉素,主要用于革兰阳性菌所致呼吸道、皮肤软组织、眼耳鼻喉及口腔等感染的轻症患者。

2.大环内酯类新品种　除上述适应证外,阿奇霉素可用于军团菌病,阿奇霉素、克拉霉素尚可用于流感嗜血杆菌、卡他莫拉菌所致的社区获得性呼吸道感染,与其他抗菌药物联合用于鸟分枝杆菌复合群感染的治疗及预防。克拉霉素与其他药物联合,可用于幽门螺杆菌感染。

(二)注意事项

1.禁用于对红霉素及其他大环内酯类过敏的患者。

2.红霉素及克拉霉素禁止与特非那丁合用,以免引起心脏不良反应。

3.肝功能损害患者如有指征应用时,需适当减量并定期复查肝功能。

4.肝病患者和妊娠期患者不宜应用红霉素酯化物。

5.妊娠期患者有明确指征用克拉霉素时,应充分权衡利弊,决定是否采用。哺乳期患者用药期间应暂停哺乳。

6.乳糖酸红霉素粉针剂使用时必须首先以注射用水完全溶解,加入生理盐水或5%葡萄糖溶液中,药物浓度不宜超过0.1%～0.5%,缓慢静脉滴注。

八、利福霉素类抗生素

利福霉素类目前在临床应用的有利福平、利福喷汀及利福布汀。

(一)适应证

1.结核病及其他分枝杆菌感染　利福平与异烟肼、吡嗪酰胺联合是各型肺结核短程疗法的基石。利福喷汀也可替代利福平作为联合用药之一。利福布汀可用于免疫缺陷患者鸟分枝杆菌复合群感染的预防与治疗。

2.麻风　利福平为麻风联合化疗中的主要药物之一。

3.预防用药　利福平可用于脑膜炎奈瑟球菌咽部慢性带菌者或与该菌所致脑膜炎患者密切接触者的预防用药;但不宜用于治疗脑膜炎球菌感染,因细菌可能迅速产生耐药性。

4.其他　在个别情况下对甲氧西林耐药葡萄球菌如甲氧西林耐药金葡菌、甲氧西林耐药表皮葡萄球菌(以下简称表葡菌)所致的严重感染,可以考虑采用万古霉素联合利福平治疗。

（二）注意事项

1.禁用于对本类药物过敏的患者和曾出现血小板减少性紫癜的患者。

2.妊娠3个月内患者应避免用利福平；妊娠3个月以上的患者有明确指征用利福平时，应充分权衡利弊后决定是否采用。

3.肾功能不全、胆管梗阻、慢性酒精中毒患者应用利福平时应适当减量。

4.用药期间，应定期复查肝功能、血常规。

5.结核病患者应避免用大剂量间歇用药方案。

九、甲硝唑和替硝唑

本类药物对厌氧菌、滴虫、阿米巴和蓝氏贾第鞭毛虫具强大抗微生物活性。

（一）适应证

1.可用于各种需氧菌与厌氧菌的混合感染，包括腹腔感染、盆腔感染、肺脓肿、脑脓肿等，但通常需与抗需氧菌抗菌药物联合应用。

2.口服可用于艰难梭菌所致的假膜性肠炎、幽门螺杆菌所致的胃窦炎、牙周感染及加德纳菌阴道炎等。

3.可用于肠道及肠外阿米巴病、阴道滴虫病、贾第鞭毛虫病、结肠小袋纤毛虫等寄生虫病的治疗。

4.与其他抗菌药物联合，可用于某些盆腔、肠道及腹腔等手术的预防用药。

（二）注意事项

1.禁用于对硝基咪唑类药物过敏的患者。

2.妊娠早期（3个月内）患者应避免应用。哺乳期患者用药期间应停止哺乳。

3.本类药物可能引起粒细胞减少及周围神经炎等，神经系统基础疾患及血液病患者慎用。

4.治疗期间禁止饮酒及含酒精饮料。

5.肝功能减退可使本类药物在肝脏代谢减慢而导致药物在体内蓄积，因此肝病患者应减量应用。

十、喹诺酮类抗菌药

临床上常用者为氟喹诺酮类，有诺氟沙星、依诺沙星、氧氟沙星、环丙沙星等。近年来研制的新品种对肺炎链球菌、化脓性链球菌等革兰阳性球菌的抗菌作用增强，对衣原体属、支原体属、军团菌等细胞内病原或厌氧菌的作用亦有增强，已用于临床者有左氧氟沙星、加替沙星、莫西沙星等。

（一）适应证

1.泌尿生殖系统感染：本类药物可用于肠杆菌科细菌和铜绿假单胞菌等所致的尿路感染；细菌性前列腺炎、淋菌性和非淋菌性尿道炎以及宫颈炎。诺氟沙星主要用于单纯性下尿路感染或肠道感染。但应注意，目前国内尿路感染的主要病原菌大肠埃希菌中，耐药株已达半数以上。

2.呼吸道感染：环丙沙星、氧氟沙星等主要适用于肺炎克雷伯菌、肠杆菌属、假单胞菌属等革兰阴性杆菌所致的下呼吸道感染。左氧氟沙星、加替沙星、莫西沙星等可用于肺炎链球菌和溶血性链球菌所致的急性咽炎和扁桃体炎、中耳炎等，及肺炎链球菌、支原体、衣原体等所致社区获得性肺炎，此外亦可用于革兰阴性杆菌所致下呼吸道感染。

3.伤寒沙门菌感染：在成人患者中本类药物可作为首选。

4.志贺菌属肠道感染。

5.腹腔、胆道感染及盆腔感染：需与甲硝唑等抗厌氧菌药物合用。

6.甲氧西林敏感葡萄球菌属感染。本类药物对甲氧西林耐药葡萄球菌感染无效。

7.部分品种可与其他药物联合应用，作为治疗耐药结核分枝杆菌和其他分枝杆菌感染的二线用药。

（二）注意事项

1.对喹诺酮类药物过敏的患者禁用。

2.18岁以下未成年患者避免使用本类药物。

3.制酸剂和含钙、铝、镁等金属离子的药物可减少本类药物的吸收，应避免同用。

4.妊娠期及哺乳期患者避免应用本类药物。

5.本类药物偶可引起抽搐、癫痫、神志改变、视力损害等严重中枢神经系统不良反应，在肾功能减退或有中枢神经系统基础疾病的患者中易发生，因此本类药物不宜用于有癫痫或其他中枢神经系统基础疾病的患者。肾功能减退患者应用本类药物时，需根据肾功能减退程度减量用药，以防发生由于药物在体内蓄积而引起的抽搐等中枢神经系统严重不良反应。

6.本类药物可能引起皮肤光敏反应、关节病变、肌腱断裂等，并偶可引起心电图 QT 间期延长等，用药期间应注意观察。

第四节 止吐药

一、盐酸格拉司琼(康泉)

【药理作用】

康泉是效力最强,选择性最高的 5-HT$_3$ 受体拮抗剂,康泉与 5-HT$_3$ 的亲和力比其他受体高 13000 倍,康泉仅与 5-HT$_3$ 结合。肿瘤患者进行化疗及放疗时,化疗药物和放射线刺激肠道的肠嗜铬性细胞分泌 5-HT,激活迷走神经元及中枢神经系统的 5-HT$_3$ 受体而引起呕吐。康泉可抑制 5-HT$_3$ 受体,故有止吐作用。

【临床应用】

康泉用于预防和治疗化疗或放疗引起的呕吐及恶心。成人口服 1mg,2 次/d,1 天最大剂量≤9mg。针剂用康泉 3mg 稀释于 20~50ml 溶液中,输注时间应超过 5 分钟。需于化疗或放疗前 1 小时口服或静注。最大剂量不超过 9mg。每个疗程最多连续使用 5 天。预防用康泉 3mg,静注,于化疗或放疗前使用,可防止呕吐及恶心超过 24 小时。老年人无须调整剂量,肝肾功能不全患者不需减小用量,孕妇及哺乳期妇女不宜使用,对格拉司琼过敏者禁用。

【不良反应】

未发现有锥体外系反应或其他严重不良反应,最常见的不良反应为头痛及便秘,但大多反应轻微。罕见轻度皮疹发生。

【制剂】

片剂:1mg/片。

针剂:3mg/3ml。

二、盐酸昂丹司琼(枢复宁)

【药理作用】

在小肠上部,尤其是十二指肠部位肠嗜铬细胞中可发现大量的 5-HT。当化疗药物进入血管可看到有大量 5-HT 从肠嗜铬细胞中释出。小肠含有大量的 5-HT$_3$ 受体,被激活后通过迷走神经传至大脑后支的化学感应诱发区(CTZ),CTZ 本身的 5-HT$_3$ 受体直接被 5-HT 激活,CTZ 接着激活呕吐中枢而引起呕吐。昂丹司琼的结构与 5-HT 的结构极其相似,本品与 5-HT$_3$ 受体相结合,使之无法与 5-HT 结合,从而达到"阻断"效应,将使呕吐中止。口服 8mg 后约 1.5 小时达血浆峰值浓度。药物终末清除半衰期约3小时。

【临床应用】

昂丹司琼适用于化疗与放疗引起的恶心、呕吐。

剂量和用法:成人:对于高度催吐的化疗:开始时昂丹司琼可于化疗前缓慢静注或于化疗前15分钟内输注8mg;接着24小时内可静脉输入1mg/小时,或者用2剂8mg的药物,间隔4小时以缓慢静脉注射或15分钟静注。上述两种用药方案均应接着每8小时口服8mg,连用5天。对于催吐程度不大强烈的化疗:昂丹司琼可于化疗前缓慢静滴,或于化疗前15分钟内静注8mg,也可化疗前1~2小时口服8mg,接着每8小时口服8mg,连用5天。对于放射治疗引起的恶心、呕吐:可每8小时口服8mg昂丹司琼。药剂需于放疗前1~2小时服用。儿童:临床应用经验有限,4岁以上儿童用昂丹司琼常有止吐作用,且能耐受。

对本品有过敏者禁用,孕妇及哺乳期妇女慎用。

【不良反应】

头痛、头部和上腹部发热感或温暖感,偶有短暂性无症状的转氨酶增高。罕见大肠蠕动输送时间过长而导致便秘。静注速度太快会出现视力模糊。偶有胸痛、心律失常、低血压、心动过缓、不随意运动失调和癫痫发作。

【制剂】

片剂:8mg/片。

注射剂:8mg/支。

三、盐酸托烷司琼(欧必亭)

【药理作用】

本品为一种外周神经元及中枢神经系统5-HT$_3$受体的高效、高选择性竞争拮抗剂。本品能选择性地阻断该反射中外周神经元突触前5-HT$_3$受体的兴奋;在中枢神经系统内,本品对调节传入迷走神经的5-HT$_3$受体可能有直接作用。

【临床应用】

本品用于预防和治疗化疗引起的恶心、呕吐。

常用成人推荐量为5mg/d,6天为1个疗程,第1天于化疗前静脉滴注或静脉内推注;第2~6天口服给药,胶囊应在早晨起床时立即用水送服。过敏者及孕妇禁用。

【不良反应】

常见的不良反应有头痛、便秘、眩晕、疲劳及胃肠功能紊乱如腹痛和腹泻。

第五节 止泻药

一、盐酸洛哌丁胺

目前有罗宝迈、易蒙停、腹泻啶胶囊几种制剂。

【药理作用】

本药作用于肠壁的阿片受体,可阻止纳洛酮及其他配体与阿片受体的结合,阻止乙酰胆碱和前列腺素的释放,从而抑制肠蠕动,延长肠内容物的滞留时间,增加水和电解质的吸收。也可通过增进氯化钠协同转运的间接作用,或抑制由钙依赖性促分泌素诱导的直接分泌作用,减少水和电解质丧失。此外,本药还可增强肛门括约肌的张力,抑制大便失禁和便急。本品易被肠壁吸收,几乎全部由肝代谢。人体的消除半衰期为9~14小时,平均10.8小时。

【临床应用】

用于各种原因引起的急、慢性腹泻,如急性细菌性食物中毒,急性肠道感染,各种动植物,药物急性中毒,急性工业中毒,肠原性、胃原性、胰原性慢性腹泻,慢性中毒和慢性肠道感染性腹泻等。

急性腹泻起始剂量成人2粒,5岁以上儿童1粒,以后每次不成形便后1粒,每日总量不超过8粒。慢性腹泻起始剂量每日成人2粒,5岁以上儿童伴胃肠胀气严重脱水的小儿、急性溃疡性结肠炎及由广谱抗生素引起的伪膜性肠炎患者禁用。哺乳期妇女慎用。

【不良反应】

偶见口干、胃肠痉挛、皮肤过敏、眩晕。

【制剂】

易蒙停胶囊:每粒含2mg。

罗宝迈胶囊:每粒含2mg。

腹泻啶胶囊:每粒含2mg。

二、乐托尔

【药理作用】

本品为乳酸菌及其代谢产物,每胶囊含灭活冻干、经高温消毒之乳酸菌50亿个及中和后冻干的培养基80mg,含乳糖、碳酸钙等赋形剂,加至每粒重量235mg,

具有直接抑制肠道病菌的生长及促进有益酸性细菌生长,增强肠道黏膜的免疫力。

【临床应用】

用于急、慢性腹泻的对症治疗,对急、慢性细菌性腹泻也有效。

用量:第1天成人早晨4粒,晚上2粒;儿童早晚各2粒;婴儿早晨2粒,晚上1~2粒。其后每天成人早晚各2粒;儿童早晨2粒,晚上3粒;婴儿早晚各1~2粒。口服。2岁以下婴儿可将胶囊内成分倒入液体内混合服用。

对于急性腹泻患者需采取适当措施预防脱水,如已发生脱水应及时补液纠正。

第六节 微生态制剂

一、丽珠肠乐

【药理作用】

本药为青春型双歧杆菌经驯化培育而成的菌珠,经发酵精制而成。可补充对人体有益的正常生理性肠道细菌,纠正菌群失调;维持正常的肠蠕动,减少内毒素来源,降低血内毒素水平;还可产生多种生物酶,使蛋白质转变为氨基酸、脂肪转变为脂肪酶,糖特别是乳糖分解成乳酸,从而促进这三大营养素的吸收与利用;对于肝炎患者,能够改善肝功能,促进肝细胞功能的恢复,对肝硬化患者,能改善肝脏蛋白质的代谢,减轻肝脏负担,发挥护肝、保肝等作用。本药能在体内合成多种维生素,如维生素B族和尼克酸及烟酸,能补充多种微量元素和氨基酸,还有利于分解、转化和利用蛋白质及某些无机盐的吸收和利用。本药对T、B淋巴细胞、骨髓多能干细胞等有一定的激活作用。口服后直接寄生肠道。

【临床应用】

用于治疗各种原因所致肠菌群失调疾病,如急慢性肠炎、腹泻、便秘等肠功能紊乱的防治,以及菌群失调所致内毒素升高,如急慢性肝炎、肝硬化、肝癌等的辅助治疗。

成人用量1~2粒/次,早晚各1次,餐后口服。儿童剂量酌减,重症加倍。婴幼儿可取出胶囊内药粉用凉开水调服。

二、米雅BM(miya-BM)

【药理作用】

本品片剂为乳白色,片剂中每片含有20mg的酪酸菌末(5×10^7 个活性酪酸菌)。颗粒剂中每克含酪酸菌粉末 40mg(含 1 亿个活性酪酸菌)。酪酸菌为人体肠道内正常菌群中的一种有益菌,在人体肠道内保持菌群平衡方面起着重要作用,能大量补充肠道内正常菌群的数量并促进其增殖,纠正菌群失调,并能迅速在肠道内定植,重新建立和增强肠道内有益菌群的优势,抑制致病菌生长,减少肠源性毒素的产生,并能在肠黏膜表面形成微生物屏障,阻止有害菌的定植和入侵,从而改善肠道内微生态环境,达到治疗和预防各种原因引起的腹泻和肠功能紊乱。服用本品后,其生物活性不受胃液、胆汁液、消化酶及抗生素的影响。

【临床应用】

用于治疗急、慢性肠道感染,伪膜性肠炎,溃疡性结肠炎,各种原因引起的肠道功能紊乱和腹泻、功能性消化不良及便秘等。功能性消化不良有效率为 94.1%,肠道菌群紊乱为 97.35%。通常片剂为成人 2 片,3 次/d,口服;颗粒剂为每次 1 包,3 次/d。

【不良反应】

无明显不良反应。

三、金双歧

本品为三联活菌片,含有保加利亚乳杆菌、嗜热链球菌和长双歧杆菌,前两者为后者的生长、繁殖创造的必需的无氧环境,可有效发挥长双歧杆菌的生理作用,增强临床疗效。

【药理作用】

1.补充人体正常菌,拮抗致病菌生长。金双歧含有对人体最有益的三种肠道正常菌,通过营养竞争、生物夺氧、产酸抑制和占位效应等途径,拮抗致病菌生长。

2.参与膜菌群构成,坚固肠生物屏障。通过细胞壁上的磷酸与肠黏膜上皮细胞特异结合,形成紧密连接,在肠上皮细胞表面形成一层细菌膜,形成定植抗力,阻止致病菌定植和入侵。

3.促进胃肠道蠕动,调整胃肠道功能。促进食物消化、吸收和利用;代谢产生大量有机酸,刺激肠壁蠕动,促进肠功能恢复,抑制腐败菌生长,减少毒素和代谢产物吸收。

4.促进肠黏膜修复,维护屏膜完整性。具有控制内毒素血症、改善肠黏膜营养和肠道微循环、减轻氧自由基对肠黏膜的损伤、加速损伤黏膜再生。

5.合成多种营养素,调节机体营养代谢。可合成维生素 K、维生素 B 族、叶酸和尼克酸;促进钙、铁和维生素 D 吸收;促进脂质与固醇类代谢,降低胆固醇。

6.提高机体免疫力。金双歧诱导 B 细胞产生 IgM、IgG 抗体；刺激黏膜产生 sIgA 抗体；刺激巨噬细胞和 T 细胞分泌细胞因子 IL-1、IL-6、TNF-α 和 NO，激活 NK 细胞，诱生多量 IFN；提高机体血自稳机制和免疫监护机能。

【临床应用】

1.治疗各类肠功能障碍　用金双歧治疗菌群失调总有效率 89.70%，治疗便秘总有效率 93.47%，治疗急性腹泻总有效率 97.18%，治疗慢性腹泻总有效率 93.59%，治疗小儿腹泻总有效率 92.66%。

2.辅助治疗慢性肝炎、肝硬化　可有效缓解乏力、纳差、便秘、腹泻、腹胀等症状，有效率分别达 69.9%～100%。

3.治疗内毒素血症　用金双歧治疗 8 周，优于常规保肝药，总有效率 73.60%，对照组 42.1%，有显著性差异($P<0.01$)。

要求饭后温水送服，常用量每次 4 片，2 次/d，婴幼儿酌减，重症加倍。

【不良反应】

未见不良反应。

四、贝飞达(双歧三联活菌胶囊)

【药理作用】

贝飞达为长双歧杆菌、嗜酸乳酸杆菌、粪肠球菌三种肠道益生菌配以多种益生元(如双歧因子可促益生菌增殖)冻干制成的活菌制剂。贝飞达可直接补充人体正常生理细菌，调整肠道菌群平衡，通过占位、营养竞争、激发机体免疫力、分泌抗生素、提高局部酸度等肠道中的有害菌类或致病菌起到抑制作用，减少了肠源性毒素的产生、抵御外袭菌的侵染；同时还能合成机体所需的各种维生素，如维生素 K、维生素 D、维生素 B 和消化酶类，促进营养吸收和消化；在结肠中定植，刺激肠道正常蠕动，保持排便通畅；益生元能选择性地为益生菌提供生长所需的能源，利于益生菌在肠道中定植、生长。

【临床应用】

贝飞达主要用于慢性腹泻、结肠炎、习惯性便秘、消化不良，因抗生素、化疗、放疗、环境改变等各种因素引起的肠菌群失调；也可作为慢性肝炎、肝硬化及肝病的辅助药物治疗，对于改善症状、提高生活质量，改善化疗、放疗效果均有显著的疗效。

每粒胶囊 210mg，含活菌数$\geqslant 5.0\times 10^7$CFU/g。常用量每次 2～4 粒，2 次/d，饭后 0.5 小时温开水送服，重症加倍，儿童酌减。幼儿可剥开胶囊取出粉剂以温水或牛奶冲服。

【不良反应】

未发现不良反应。

五、双歧杆菌三联活菌胶囊（培菲康）

为双歧杆菌、嗜乳酸杆菌和粪链球菌三种益生菌组成的一类生物制剂。作用与金双歧和贝飞达相似。用于治疗轻中度感染性腹泻、非感染性腹泻、功能性便秘和菌群失调症。

【作用机制】

1. 双向调节机制　通过双向调节机制达到止泻、促进肠蠕动和解除便秘。三种人体原籍菌增殖形成保护菌膜，抑杀致病菌，治疗腹泻。益生菌产生的醋酸乳酸，具有抑菌和酸化肠道作用。肠渗透压增加，增加粪便含水量，软化大便，解除便秘。腹泻总有效率92.1%，便秘总有效率87.7%。

2. 调整肝硬化患者的肠道菌群　对肝硬化所致的腹泻、腹胀、便秘的总有效率89%。还可降低血氨，改善血浆白蛋白水平，对治疗肝性脑病有一定的效果。

3. 增强防御功能　降低肠道pH值及产生细菌数和抗生素类物质，抑制致病菌。

4. 营养作用　参与合成多种维生素，如硫胺素、核发黄素、泛酸、叶酸等。

5. 提高免疫力　增加吞噬细胞的吞噬功能和促进B细胞抗体的产生，提高机体免疫力。

6. 促进肠道的吸收　培菲康改善矿物质代谢，治疗消化吸收不良的症状。

【适应证】

培菲康主要用于治疗慢性腹泻、便秘，因抗生素、放化疗等因素所致的菌群失调、腹胀、消化吸收不良等。临床上用于治疗肠易激综合征、慢性肺病的辅助治疗、腹泻或便秘、肠道菌群失调、溃疡性结肠炎、小肠细菌过度生长（SIBO）等。

【用法用量】

胶囊每粒含210mg，成人2～3次/d，每次2～3粒，症状严重可加倍服用，儿童酌减。

六、酪酸梭菌二联活菌胶囊（常乐康）

【药理作用】

本品含酪酸梭菌、双歧杆菌活菌菌粉。酪酸梭菌可抑制霍乱弧菌、肠出血性大肠埃希菌等肠道致病菌的生长,对痢疾志贺菌、猪霍乱沙门菌的生长也有抑制作用。酪酸梭菌在肠道能暂时定植,保持10天左右后被排出体外。双歧杆菌为常住有益菌,口服后能在肠道长期、定植生长。

【适应证】

本品适用于急性的、非特异性感染力引起的急性腹泻,抗生素、慢性肝病等多种原因引起的肠道菌群失调及相关的急、慢性腹泻和消化不良。

【用法和用量】

胶囊每粒含药粉420mg。成人一次3粒,2次/d,急性腹泻连用3～7天,慢性腹泻连用14～21天,或酌情延长。儿童口服每次1粒,2次/d,不能吞服胶囊者,可取胶囊内粉末用凉开水、果汁或牛奶、送服。

【不良反应】

很少出现不良反应。仅个别患者出现轻度皮疹或胃部不适,可自行消退。

【注意事项】

勿用热开水送服。本品不宜与抗生素类药物同时服用。妊娠期妇女慎用。

七、凝结芽孢杆菌活菌片(爽舒宝)

【药理作用】

本品为凝结芽孢杆菌活菌制剂。其药理作用:①耐胃酸进入肠道,分泌肠道促进剂乳酸,促进肠道蠕动,加速排便。②乳酸为肠黏膜的营养物质,有修复肠黏膜、消除炎症的功能。③凝结芽孢杆菌能促进双歧杆菌等肠道有益菌生长,分泌抗菌凝固素,抑制肠道风变形杆菌、痢疾杆菌等肠道有害菌。④减少氨、胺、吲哚等肠道毒素的产生,消除肠道毒素对肠的麻痹作用,避免肠道毒素吸收入血对肝、脑及皮肤等造成损伤,并能提高免疫功能,延缓衰老。⑤在肠道内产生酶和维生素类营养物质,促进营养物质的消化吸收。⑥降低髓过氧化物活性,有明显的抗炎治疗作用。⑦抵制IL-8、IFN-α等致炎症因子的过度异常表达,抵制抗结肠抗体IgG过度表达,降低B淋巴细胞转化率,提高T淋巴细胞转化率,纠正肠道免疫紊乱,恢复肠道免疫耐受力,从而起到消除炎症、溃疡作用。

【适应证】

治疗因肠道菌群失调引起的急、慢性腹泻、慢性便秘、腹胀和消化不良等症。

【用法和用量】

成人首次服6片,以后3次/d,每次3片,用温水送服。急性腹泻连用5～7天;慢性腹泻或慢性便秘连用14～21天。

【不良反应】

在临床研究中,未见不良反应。

【禁忌证】

对微生态制剂有过敏者禁用。

【注意事项】

本品为活菌制剂,切勿将本品转瞬于高温处。避免与抗菌药物同服,需用时两者应相隔2~3小时。儿童、孕妇及哺乳期妇女慎用。

第二章 食管疾病

第一节 胃食管反流病

胃食管反流病（GERD）是指胃、十二指肠内容物反流入食管引起临床症状和（或）食管黏膜损伤的一种疾病，其主要表现为反酸、烧心或食物反流等症状。反流物主要是胃酸、胃蛋白酶，还有十二指肠液、胆酸、胰液等，胃酸、胃蛋白酶临床上多见，十二指肠液等主要见于胃大部切除术后、胃肠吻合术后、食管肠吻合术后。GERD患者可仅有临床症状而无食管黏膜破损表现，根据食管黏膜有无破损，GERD可分为糜烂性食管炎即反流性食管炎（RE）和非糜烂性胃食管反流病（NERD）。GERD中以NERD多见，RE仅占1/3～1/2。本文主要介绍胃酸相关性GERD。

一、发病情况

GERD在欧美国家常见，据1988年罗马国际会议资料报道，欧洲约有1/3的居民受本病影响，明显干扰其正常生活者占5%～16%。在美国约有44%的成人患有GERD，美国一项医院调查表明，约有7%的医院职工每天有烧心感，14%每周有烧心感，15%每月烧心感。但GERD的确切发病情况尚不知，一方面这是由于其症状的多样性，不够典型，不易被早期发现；另一方面是一些患者由于症状轻微，未去就医而"自行处理"之故。学者们曾这样比拟GERD的发病情况：广义的GERD似一座冰山，大多数仅有偶发或轻微GERD症状的患者处于冰山水面下层，他们不需要就诊看医生，常是自行购药治疗，这一部分人的发病情况无法估计，占有相当大的比例；只有一部分症状较明显或影响工作、生活的GERD者需要就诊，这一部分相当于冰山水面上层部分；尚有极少一部分有出血、狭窄等并发症患者处于冰山的顶部，这后面两部分较易被发现，故认为GERD的发病情况只是统计了冰层以上的少部分，实际发病率要高得多。我国过去对GERD的认识及研究均较少，近几年对GERD的研究才逐渐被重视。研究发现，本病在我国并不少见。

1999年潘国宗等报道,北京、上海两市GERD的人群患病率为5.77%,RE的人群患病率为1.92%。GERD男女患病无差别,但RE患者中男性比女性高,(2～3):1。妊娠合并GERD患病率高,48%～79%的孕妇有烧心主诉。白种人发病较其他种族均高,非洲、亚洲人发病较低。GERD发病率增加与年龄、肥胖、遗传等因素相关。

二、病因发病机制

GERD是胃内容物反流入食管,虽然其发病与胃酸有关,但并不意味着这类患者的胃酸分泌增高,而是胃酸所处部位异常,即胃酸从胃反流至食管,使食管暴露于胃酸时间过长,从而引起临床症状和(或)食管黏膜损害。正常情况下食管有防御胃酸及十二指肠内容物侵袭的功能,包括抗反流屏障、食管廓清功能及食管黏膜组织抵抗力。

(一)食管抗反流屏障

食管抗反流屏障是指在食管和胃连接处一个解剖上复杂的区域,其功能完整性由许多解剖和生理机制完成,包括食管下括约肌(LES)、LES腹段的位置、膈肌脚、膈食管韧带、食管与胃底之间的锐角(His角)等,上述各部分的结构及功能上的缺陷均可造成胃食管反流,其中最主要的是LES的功能状态。

1.食管下括约肌及食管下括约肌压力(LES及LESP)　LES是指在食管远端末3～4cm长的一个生理功能部位。正常人休息时LESP为10～30mmHg(1.3～4.0kPa),为一高压带,以防止胃内容物反流入食管。LESP的高低与LES的总长度及LES腹段的长度有关,如LES总长度过短(<2.0cm),LES腹段过短(<1.0cm)均可使LESP降低,尤其LES腹段过短使其不能随腹内压增高而增高,易导致反流。LES所在部位的组织结构受到破坏时可使LESP下降,如贲门失弛缓症手术后易并发反流性食管炎,一些其他因素可影响LESP,如某些激素(CCK、促胰液素、胰高糖素、VIP等)、食物(高脂肪、巧克力、咖啡等)、药物(钙离子拮抗剂、地西泮、茶碱)等,腹内压增高(妊娠、便秘、呕吐、腹水、负重劳动等)及胃内压增高(胃扩张、胃排空延迟等)均可使LESP相应降低而导致胃食管反流。有认为当LESP低于6mmHg时易致反流。但有学者观察到一些GERD患者其LESP正常甚至增高,其机制尚不明,Katzka等报道52%的GERD患者其LESP增高,他们均有反流症状,需要抗反流治疗。

2.一过性LES松弛(TLESR)　正常情况下当吞咽时,LES即松弛,使食物得以进入胃内。TLESR与吞咽时引起的LES松弛不同,它无先行的吞咽动作及食管蠕动的刺激。TLESR 的确切定义为：①LES 松弛前后无任何吞咽动作；②LESP 下降速率≥1mmHg/s(0.13kPa/s)；③LES 松弛时间≥10 秒；④LES 最低压力≤2mmHg(0.27kPa)。TLESR 的发生与近端胃扩张、腹内压增高有关，高脂肪食物等因素可诱发 TLESR。健康人 40%～60% 的 TLESR 伴有酸反流，GERD 患者 60%～70% 的 TLESR 伴有酸反流。目前认为 TLESR 是引起胃食管反流的主要原因，并认为它可解释那些 LESP 正常的 GERD 患者发生反流的原因。

3.膈肌脚及裂孔疝　吸气时膈肌脚收缩以提高 LESP，如果没有膈肌脚支撑，吸气时腹压增高超过 LESP 可导致反流，故膈肌脚有结构及功能异常时可影响 LESP 下降，易致反流。当膈肌裂孔过大时，胃的一部分可滑入胸腔形成裂孔疝，裂孔疝可加重反流并降低食管对酸的清除，导致 GERD，但不是所有的裂孔疝均会出现 GERD。反流性食管炎患者 54%～94% 合并有食管裂孔疝，明显高于健康人。

(二)食管酸清除

正常情况下食管内容物通过重力作用，一部分排入胃内，大部分主要通过食管自发及继发性推进性蠕动将食管内容物排入胃内，此即所谓容量清除。自发性蠕动是吞咽动作之后诱发的蠕动，继发性蠕动为反流物反流入食管后引起食管扩张及反流物对食管的化学刺激所致，这两种蠕动均为推进性蠕动，是食管廓清的主要方式。食管容量清除的同时也清除了酸，但容量清除不等于酸清除，即容量清除减少了食管内酸性物质的容量，但不等于就能使食管内 pH 完全恢复正常，剩余的酸是由吞下的唾液中和的，因此可将食管的酸清除分成两个步骤：①大部分由食管蠕动清除；②剩余部分由唾液中和。由此可见，引起酸清除障碍的主要机制是容量清除障碍及唾液分泌功能障碍，它们均可使食管酸清除时间延长。研究表明，GERD 食管酸清除时间延长，这些患者有食管运动功能障碍，包括食管体部的无效蠕动和(或)食管远端收缩无力，这两者均可影响食管的容量清除。有认为食管蠕动功能障碍的发生率可能与食管炎症程度有一定关系，即随食管炎症程度的增加而增加。但也有持不同观点者，后者认为，仅 1/2 的 GERD 患者酸清除时间延长，约 1/2 的 GERD 患者酸清除时间是正常的，因此，其食管运动障碍与黏膜炎症损害无关，可能是原发性的。食管运动障碍与食管黏膜损害之间的因果关系尚需进一步研究。裂孔疝患者在吞咽时胃易进入胸腔，明显影响食管的容量清除及酸清除，其酸清除时间比对照组明显延长。

影响酸清除的另一重要因素为唾液分泌情况。唾液引起吞咽动作及食管蠕动，唾液还可中和胃酸及稀释胃酸。睡眠时唾液分泌减少，这说明为什么睡眠时酸清除时间延长。慢性口腔干燥者易合并长时间的食管酸暴露。另外,通过食管酸-唾液反射可促进唾液分泌,即食管内酸灌注可刺激唾液分泌增加,并可促进远端食管胃酸中和,但这种反射活动在食管炎及老年人均明显缺乏。吸烟可使唾液分泌减少,使酸清除时间延长。

(三)食管黏膜组织抵抗力——食管黏膜防御

在 GERD 中,仅有部分患者发生食管炎症,另一部分患者虽然有反流症状,但没有明显的食管黏膜损害,提示食管黏膜对反流物(胃酸、胃蛋白酶)有防御作用,这种防御作用称为食管黏膜组织抵抗力,包括上皮前防御、上皮防御及上皮后防御。

1.上皮前防御　是指防止反流的胃酸中 H^+ 与上皮表面直接接触的一些因素,包括表面黏液,不移动水层和表面 HCO_3^-。由于食管表面缺乏明确的表面黏液层(尽管食管黏膜下腺体可分泌黏蛋白样物质),反流液中的胃蛋白酶可以破坏食管表面的黏液层,食管表面上皮细胞缺乏分泌 HCO_3^- 的能力,间质中 HCO_3^- 通过细胞间隙弥散至腔内的能力有限,故食管上皮前因素对反流的胃、十二指肠液的防御作用不大。

2.上皮防御　上皮固有层是一种有分泌能力的复层扁平上皮,在结构上及功能上均有防御酸损害的作用。复层扁平上皮最表面的细胞角质层,其腔面细胞膜的双层脂质及其细胞间的连接结构组成一个防止 H^+ 及其他分子自由穿入组织内的渗透性屏障。此外,食管黏膜上皮细胞还有缓冲能力,主要是细胞内蛋白质、磷酸盐及 HCO_3^-。Tobey 及其同事根据一系列试验资料证明了这种细胞间质缓冲能力在保护食管上皮细胞不受酸的损害中有重要作用。有研究表明电镜下观察到所有 NERD 患者(包括酸暴露正常者和非正常者)的平均细胞间隙直径是正常对照组的 3 倍以上。细胞间隙增宽有可能成为诊断 NERD 的一个客观诊断标准。

3.上皮后防御　主要是指黏膜的血液供应,黏膜血流能调节组织的酸碱平衡,为正常细胞功能提供营养及氧,排除有毒的代谢产物,包括 CO_2 及酸性物质,给细胞间质提供 HCO_3^- 以缓冲 H^+。

(四)胃排空延迟

胃食管反流餐后发生较多,其反流频率与胃内容物的含量、成分及胃排空情况有关。许多因素可影响胃排空。例如,幽门十二指肠运动不协调致十二指肠胃反流,增加胃内容量,同时反流的胆酸等对胃黏膜刺激,形成胃窦胃炎,均影响胃排空;高脂肪饮食可降低 LESP,同时使胃排空减慢,脂肪是三大营养要素中排空最慢者;吸烟亦可使胃排空减慢;尚有许多全身性疾病、药物等均可使胃排空减慢。

在 GERD 患者主要表现为固体胃排空减慢,与胃窦运动减弱有关。其液体排空功能可正常。胃排空延迟者可促进胃食管反流,但两者并不完全平行,其间存在异质体。

综上所述,GERD 的发生与食管抗反流屏障障碍、食管清酸能力低下、食管黏膜组织抵抗力低下及胃排空障碍等多种因素有关。是否发生反流性食管炎与反流物性质、反流物与食管黏膜接触的时间(食管暴露于酸的时间)及食管黏膜抵抗力有关。反流物中以胃酸、胃蛋白酶的侵蚀作用最强。

三、临床表现

GERD 虽然较常见,但其临床表现多样,轻重不一,NERD 与 RE 可有相似的临床表现,有食管炎者其症状与食管炎程度也不一定呈良好正相关,这主要是存在异质体及对各种症状缺乏通用的定义,加之食管对酸敏感性的差异,因此,有些患者症状较典型,如烧心,但有许多症状不易被认识,从而忽略了对本病的诊断与治疗。

(一)典型症状

1. 烧心 是 GERD 的最常见症状,约 50% 以上的患者有此症状,不管是否产生食管炎症均可出现,多在餐后 1 小时内发生,轻重不一,发作频率亦不一,可每天、每周或每月发作数次。烧心的频率及严重程度与食管损伤无明显相关,与胃酸、胆汁反流引起的机械性刺激、食管持久收缩及痛觉敏感性增加有关。表现为胸骨后、剑突下或上腹部烧灼感,可向颈部放射,卧位、弯腰及腹压增高时可加重,热饮、酸食、辣食及饮酒吸烟等可诱发症状发生,饮水及服抗酸药可缓解。有些患者不一定能确切描述"烧心",而称之为火辣辣感、上腹嘈杂感或简称之上腹及胸骨后不适,需医师仔细询问,一般不难识别。

2. 反酸及反食 患者常有胃及食管内容物反流入咽和口腔,是在不用力的情况下涌入口腔,故与呕吐及嗳气不同。反流物多为不消化食物、胃酸,也可有胆汁等十二指肠内容物,如反流物仅到食管而未进入口咽部,患者可无察觉。

3. 胸骨后痛 是 GERD 的常见症状,多在胸骨后或剑突下有疼痛感或不适感,可向上胸、肩、背、甚至耳部放射,疼痛多为间断性发作,多与进餐相关,可夜间疼醒,受情绪影响,故易与心绞痛混淆。但此种胸骨后痛一般不具典型心绞痛的特征,能自行缓解,抑酸治疗有效,大多数 GERD 相关胸痛同时伴有烧心的症状,在西方国家较多见,在国内亦不少见,应加强认识。George 等曾对 521 例有胸痛的中国患者经过 ECG 及心导管等检查,发现 108 例的胸痛与心脏病无关,并排除了全身性疾病及药物等因素的影响，对这 108 例患者进行了食管内 24 小时 pH 监测、食管测压及滴酸试验，28.7%的患者有异常胃食管反流（食管内 24 小时 pH 监测结果）。因此，对这部分患者如果继续按心绞痛治疗给以抗心绞痛药时，不仅不能减轻症状，反而会加重病情发展。强调了对这种不典型胸痛的认识与鉴别。GERD 者的胸痛是非心源性胸痛中最常见的原因。

（二）非典型症状

1.咽喉部异物感　一些患者常主诉咽喉部不适，有异物感、棉团感或堵塞感，但并无真正的吞咽困难。此类患者按一般咽喉炎治疗无效，是反流物对咽喉部的刺激引起化学性炎症所致。1968 年 Cherry 首先指出，反流是咽喉黏膜损伤的一个主要因素，此后这个观点也得到了其他学者的支持。有些患者可无典型的反流症状而主诉为咽喉部异物感，在排除一般炎症的情况下应考虑 GERD 的可能。

2.呼吸道症状　由于反流物被吸入气管及肺部，引起支气管炎、吸入性肺炎、肺不张、肺间质纤维化等，可出现咳嗽、哮喘等症状，尤其在负重劳作时更易发生。对那些无反流典型症状而仅表现有呼吸道症状者，不易被认识，因此对长期咳嗽和（或）哮喘等呼吸道症状者，长期应用抗生素等治疗无效时，在排除其他疾病的可能时，应考虑到 GERD 的可能。

3.唇、舌烧灼感　反流物对唇、舌的化学刺激所致。

4.耳、鼻、咽喉相关疾病　表现为声嘶、喉炎、咽炎及口腔溃疡、牙侵蚀等，可能由反流物对声带刺激及牙侵蚀所致。

5.吞咽困难及吞咽痛　约 30% 的 GERD 患者可出现此症状，是反流物对食管刺激致食管痉挛和（或）食管炎致食管狭窄所致。

6.其他消化功能不良症状　如腹胀、早饱、嗳气等，可能与胃排空延迟有关。

（三）并发症

1.上消化道出血　有反流性食管炎者，因食管黏膜炎症、糜烂及溃疡所致，可有呕血、黑粪。

2.食管狭窄　食管炎反复发作使纤维组织增生，最终导致食管狭窄，此亦称为第四级食管炎，可出现吞咽困难。

3.Barrett 食管　鳞状上皮被化生的肠上皮取代称之为 Barrett 食管，可形成 Barrett 溃疡，有时可致食管穿孔，有极少部分可发展为腺癌。

4.食管腺癌　Barrett 食管是食管腺癌的主要癌前病变，有 Barrett 食管合并不典型增生者应重点追踪观察。

四、内镜检查

如前所述,GERD 包括 RE 及 NERD,内镜检查可发现患者有无食管炎症及其程度,并进行活检,了解有无食管狭窄、食管溃疡、Barrett 食管及食管裂孔疝等,是 GERD 的重要检查手段之一。根据食管黏膜的损害程度将反流性食管炎分成不同级别,对判断疗效有价值,但其内镜分级标准国内外均未统一,国外有多种分类方法,如 Johnson、SavaryMiller、Tyttgat 分级及 1998 年洛杉矶分级等。国内在烟台举行全国反流性食管病研讨会,制定了我国反流性食管炎内镜诊断分级标准方案(试行)(表 2-1~表 2-5)。

表 2-1　Johnson 内镜食管炎分级标准

分级	内镜表现
0	正常黏膜(仅组织学证据)
I	在胃食管黏膜连接线以上一个或多个非融合的红斑或渗出性病变
II	融合的非环绕食管腔壁的糜烂和渗出性病变
III	环绕食管腔壁的糜烂和渗出性病变
IV	慢性黏膜病变即溃疡、狭窄或 Barretl 上皮

表 2-2　Savary-Miller 4 级分级标准

分级	内镜表现
I	一处或多处贲门上方非融合性黏膜损害,伴有或不伴有渗出或表浅糜烂
II	融合性糜烂、渗出,但未累及整个食管环形壁
III	融合性糜烂、渗出已累及整个食管环形壁,但不伴有狭窄
IV	溃疡、狭窄、缩短瘢痕化等伴 Barrett 食管

表 2-3　Tytgat 5 级分类标准

分级	内镜表现
I	齿状线处有斑片或弥漫红斑,齿状线模糊、黏膜易脆,食管远端无光泽,但无黏膜破坏相
II	一个或数个点状、条状黏膜浅表糜烂,损害面小于齿状线上方 5cm 以内的 10%
III	融合的糜烂面,损害面小于齿状线上方 5cm 以内的 50%
IV	环绕食管壁的糜烂面,不论其损害面积的大小
V	深溃疡或狭窄

注:以上各级可同时伴有或不伴有 Barrett 食管。

表 2-4　1998 年洛杉矶分级标准

分级	内镜表现
A	一个(或多个)黏膜糜烂,但其长度不超过 0.5cm,无融合
B	一个(或多个)黏膜糜烂,其长度超过 0.5cm,无融合
C	一个(或多个)黏膜糜烂,糜烂有融合,但糜烂面不超过 75%食管环周
D	一个(或多个)黏膜糜烂,糜烂有融合,糜烂面超过 75%食管环周

表 2-5　我国烟台分级标准方案(试行)

分级	内镜表现
0	正常(可有组织学改变)
1	点状或条状发红,糜烂,无融合现象
2	有条状发红,糜烂,并有融合,但非全周性
3	病变广泛,发红,糜烂,融合成全周性,或溃疡

注:诊断时必须注明,各病变部位(食管上、中、下段)和长度;狭窄部位、直径和程度;Barrett 食管改变部位;有无食管裂孔疝。

从 Savary 的 4 级分类法与 Tytgat 的 5 级分类法来看,两者的主要区别在于 I 级食管炎的内镜表现,4 级分类法 I 级食管炎可伴有或不伴有渗出或表浅糜烂,而 5 级分类法 I 级食管炎无黏膜破坏的表现。此外,5 级分类法指出各级食管炎都可伴有或不伴有 Barrett 食管而 4 级分类法仅在 IV 级食管炎中提及,现较常用的是洛杉矶标准,但此标准的分级中未提及溃疡、狭窄及 Barrett 食管,而是将这些改变列入并发症中。在临床实践中,不管应用哪一种标准,治疗前后均应使用同一标准,以便疗效判断。某医院曾对 305 例内镜食管炎患者进行了分级,其中绝大多数符合 Tytgat 分级标准中的 I 级及 II 级。

五、组织学表现

GERD 中,主要是 RE 的病理组织学改变,可有:①鳞状上皮基底细胞层增厚,达整个鳞状上皮增厚的 16%～18%(正常不超过 15%)。②乳头向上皮腔面延长,超过上皮厚度的 2/3(正常小于 50%,超过 65%为异常)。③固有膜内炎性细胞浸润,主要为中性粒细胞浸润。有学者报告嗜酸粒细胞浸润可作为反流性食管炎的诊断标准,但有些学者持否定态度,认为嗜酸性食管炎、过敏性疾病、寄生虫性疾病所致炎症亦可有嗜酸粒细胞浸润。④鳞状上皮气球样变,为胞质淡染呈空泡状,核不规则或浓缩状。⑤糜烂及溃疡。

六、胃食管反流病与 Barrett 食管

Barrett 食管(BE)是指食管下段的复层扁平上皮被肠化的柱状上皮所取代的一种病理征象,是严重酸暴露的结果,尤其合并有食管裂孔疝时,多认为是 RE 的并发症之一,BE 是食管腺癌的癌前病变,而 NERD 则几乎不会并发 BE,更不会发展成食管腺癌。但现有学者提出,糜烂性食管炎、BE 及食管腺癌是三个独立的疾病,由患者个体基因结构所决定,这三种疾病之间并不是一种疾病的不同阶段。BE 在欧美国家较多见,尤以白种人多见,由于 BE 可无临床症状,其确切发病情况不清,内镜检出报告不一,为 0.3%～3%,男女之比为(4～10):1。

特征性的肠化是有绒毛及杯状细胞,分完全型及不完全型肠化,完全型或不完全型肠化均可出现不典型增生,是食管腺癌的癌前状态,BE 发生食管癌的危险性比正常人群高 30～50 倍,虽然食管腺癌较少见,但近些年食管腺癌在美国白种人中发病率明显增高,发生率约为每年 1/150。我国 GERD 中以 NERD 多见,重症食管炎少见,Barrett 食管及食管腺癌均较少见,尽管如此,对有 BE 者应长期进行内镜监察。

Barrett 食管的内镜表现:正常食管黏膜为粉红带灰白色,柱状上皮为橘红似胃黏膜,两者有较明显差别,内镜下可以区别。一般内镜下有如下三种类型。①环周型:橘红色黏膜呈环形向食管延伸,致齿状线上移,且齿状线可不规则。②岛型:齿状线上见一个或多个孤立岛状橘红色黏膜,此时需与胃黏膜异位相鉴别,活检可鉴别是胃柱状上皮亦或肠化的柱状上皮。③舌型:橘红色黏膜从齿状线处呈不规则舌状向食管下段伸出。

根据柱状上皮长短又可分为:①长段 Barrett 化生,即近胃食管连接处以上至少有 3cm 长的橘红色柱状上皮。②短段 Barrett 化生,上述部位橘红色柱状上皮短于 3cm;短段 Barrett 化生最常见。长段 Barrett 化生更易癌变,其年发生率约为0.5%。值得提出的是还有一种胃贲门肠化生,即在鳞柱状上皮交界处远端取活检证实为特异性肠化组织,对胃贲门肠化生的病因及自然病程尚存争议,有认为胃贲门肠化生与长段及短段 BE 不同,前者常合并 Hp 感染,且其肠化是完全型(Ⅰ型),而长段及短段 BE 是不完全型肠化(Ⅱ型和Ⅲ型),这种差异提示胃贲门肠化是由 Hp 感染所致,而不是 GERD 所致,通过抗 Hp 治疗可以使这种胃贲门肠化消失,

但也有证据表明胃贲门肠化不合并有 Hp 感染。

七、GERD 与 Hp 感染

这是一个有争议的问题,曾有学者提出 Hp 感染可致慢性胃炎,特别是胃体萎缩性胃炎使胃酸分泌减少,对 GERD 是一种保护作用,因而认为根除 Hp 治疗对 GERD 不利,提出对 GERD 合并 Hp 感染者进行根除 Hp 治疗应慎重。但近来有学者提出不同见解。

Kuipers EJ 等 2004 年报道了一项 7 个国家 42 个医疗中心的研究结果,他们选择 Hp 阳性的 231 例反流性食管炎的患者,随机分为两组,第一周一组单用奥米拉唑(120 例),另一组第一周用奥美拉唑+阿莫西林+克拉霉素三联疗法(111 例),1 周后治疗方法相同。两组患者临床情况及合并慢性胃炎的程度、活动度、肠化程度等在试验前无显著性差异。随访 2 年,得出的结论是:对有 Hp 感染的反流性食管炎的患者,根除 Hp 几乎可以完全根治胃炎,对反流性食管炎的严重程度无不良影响,因此他们认为,对长期需用 PPI 的 GERD 患者,应检查有无 Hp 感染,对有 Hp 感染者应进行根除 Hp 治疗。

国内学者对 Hp 与 GERD 的关系亦提出了一个共识意见,认为根除 Hp 与多数 GERD 发生无关,一般不加重已存在的 GERD。胃体为主的 Hp 相关性胃炎根除 Hp 后,发生 GERD 的危险性有可能会增加,但该型胃炎所占比例很小。Hp 阳性的 GERD 患者长期服用 PPI 可能会诱发或加重胃体黏膜萎缩,从而有可能增加胃癌发生的危险性,因此,Hp 阳性的 GERD 应根除 Hp。

八、食管测压诊断胃食管反流性疾病的价值

食管测压法有多种,如液体灌注测压系统测压法、腔内微型传感器法及气体灌注系统测压法等。食管测压可测定 LESP、LES 长度及部位、LES 松弛压、食管体部压力及食管上括约肌压力等。一般认为 LES 的静息压为 10~30mmHg(1.3~4.0kPa),如 LESP<6mmHg(0.8kPa)易导致反流。食管体部测压可判断食管体部运动情况,食管体部运动障碍主要有两种类型:①吞咽引起的蠕动收缩减少,正常吞咽(湿咽)成功率≥80%,此外,还可出现非推进性收缩,同步收缩及远端食管低波幅收缩。②收缩波幅的改变,有学者提出正常收缩波幅<30mmHg,如<20mmHg 为异常。但尚不清楚这些异常是由 GERD 本身引起还是由于食管黏膜破损所致,我们初步研究亦得出了不同结果,这可能与研究条件不一致有关。当 GERD 患者出现食管体部运动减弱、运动幅度降低、压力下降及食管体部非推进性

蠕动时,食管清酸能力下降。但是由于 LESP 及食管体部压力与正常人有重叠、交错,约 1/2 的患者 LESP 可正常,故许多学者认为 LESP 及食管体部的测压不宜作为诊断 GERD 的标准,只有当 GERD 症状不典型、治疗效果不好、诊断困难时可作为辅助诊断手段。食管测压可准确测定 LES 的位置及长度,故可用于食管 24 小时 pH 监测前协助确定 pH 电极放置的部位。LESP 的测定及食管体部运动的检测可用于抗反流手术前的压力评估、指导手术的可行性、手术方式及监测手术后的效果。

九、食管 pH 监测诊断胃食管反流病的价值

长时间食管内 pH 监测以 24 小时监测较准确,已被公认为诊断 GERD 的"金标准",尤其在症状不典型及没有反流性食管炎时,或有典型症状治疗无效时更有重要价值,它可提示是否存在病理性反流及反流的程度与持续时间,可判断反流与体位及症状发生之间的关系,还可了解食管清酸能力等。

一般认为正常食管内 pH 为 5.5~7.0,当 pH<4 时被认为是酸反流指标,24 小时食管内 pH 监测各项参数均以此作基础。常用下列 6 个参数作为判断指标:①24 小时内 pH<4 的总百分时间;②直立位 pH<4 的百分时间;③仰卧位 pH<4 的百分时间;④反流次数;⑤大于 5 分钟的反流次数;⑥持续最长的反流时间。在监测时尽管规定了一些相应标准化条件,但如何应用上述 6 项参数来判断病理反流尚无统一标准,且各家所用仪器、传感器不同,因此产生了不同中心、不同正常值范围。

多数学者认为,6 个参数中诊断病理反流以 pH<4 的总百分时间阳性率最高,其他数据应结合具体情况综合分析。Smout 及 Akkermans 提出 24 小时反流次数>50 次和(或)pH<4 的总时间超过 1 小时即为病理性反流。DeMeester 提出以上 6 个参数通过软件计分,正常<14.72 分,现常应用此计分法判断是否有病理性酸反流。

虽然 24 小时食管内 pH 监测在诊断 GERD 中有较高的敏感性(70%~80%)及特异性(约 90% 以上),是定量检测食管酸暴露最有用的试验。但这一检测技术仍存在某些不足,首先,其敏感性尚不理想,在 RE 患者中,约有 25% 显示为正常酸暴露,NERD 患者约有 30% 显示为正常酸暴露,对一些间断发作反流的患者,有时检查亦可显示正常,加之仪器的调试要求较高,因而对其重复性产生干扰;在监测中患者的饮食、活动、体位是否应加以控制,有学者提出,从无症状受试者食管 pH 监测结果表明其非正态分布,因此,用平均值加 2 个标准差确定正常值上限不恰

当,因而应采用其他的统计学方法。此外,这一检查虽无大的痛苦,但仍属侵袭性检查,需坚持24小时,患者不乐于接受。因此,这一检查主要应用于症状不典型的疑似病例或症状典型而治疗效果不佳的病例,以及评价手术治疗的效果。

十、诊断及鉴别诊断

(一)诊断

仔细询问病史,有典型GERD症状者,进行PPI治疗,如果有效可做出GERD的临床诊断,但有可能漏诊消化性溃疡等疾病。在我国胃镜已较普及,有条件应做胃镜检查,以了解有无食管炎症及其分级。但内镜检查只有30%~40%的GERD患者有食管炎,对胃镜下食管黏膜无损伤,并能除外其他疾病者,可诊断为NERD。内镜还可发现有无食管溃疡、食管狭窄及Barrett食管。并除外食管、胃及十二指肠的其他病变。24小时食管pH监测作为临床应用对大多数患者可不需要,只有当症状不典型或治疗效果不佳或进行治疗前后的疗效对比时应用之。食管测压可了解LESP及食管体部运动情况,有辅助诊断价值,X线钡剂造影检查对GERD诊断价值不大,但它可了解有无食管狭窄、食管溃疡,排除食管肿瘤。核素可检测胃食管反流,但检测时间有限且价格较高未能普遍应用。

(二)鉴别诊断

虽然GERD的症状有其特征性,但对有胸骨后疼痛者应与心源性胸痛、胆绞痛及食管运动障碍性疾病相鉴别,根据病情做相关检查。

RE应与感染性、药物性食管炎相鉴别,后两者常有吞咽痛,而RE较少见。内镜下感染性食管炎呈弥漫性且多在食管近端,有溃疡时多为弥漫点状,念珠菌性食管炎一般为弥漫性,有凝胶样渗出,呈白膜状。药物性食管溃疡(如氯化钾、奎尼丁、四环素或NSAIDs等所致)通常是单个深溃疡,多在食管狭窄处,尤其在隆突附近,远端食管较少见。而典型的RE从胃食管连接处及其上方可见直线条纹状黏膜损害,如有溃疡通常较大而孤立,且在食管远端。

注意鉴别继发性GERD,如各种原因所致频发呕吐、硬皮病、妊娠、干燥综合征、糖尿病胃轻瘫、假性肠梗阻、Zollinger-Ellison综合征、贲门失弛缓症等均可继发胃食管反流。

十一、治疗

GERD的治疗目的是控制症状、治愈食管炎、减少复发、防止并发症。治疗措施包括生活指导、药物治疗及手术治疗。

(一)生活指导

为了减少卧位及夜间反流可将床头端的床脚抬高 15.2～20.3cm,以患者感觉舒适为度。餐后易致反流,故睡前不宜进食,白天进餐后亦不宜立即卧床。注意减少一切影响腹压增高的因素,如肥胖、便秘、咳嗽、呕吐、穿紧身衣、紧束腰带等。应避免进食使 LESP 降低的食物,如高脂肪、巧克力、咖啡、浓茶等。应戒烟及禁酒,避免应用降低 LESP 的药物及导致胃排空延迟的药物,如抗胆碱能药、三环类抗抑郁药、硝酸甘油制剂、钙离子拮抗剂、茶碱及 β_2 肾上腺素受体激动剂等。一些老年患者因 LES 功能减退易出现胃食管反流,如同时合并有心血管疾患而服用硝酸甘油制剂或钙通道阻滞剂可加重反流症状,应适当避免。一些支气管哮喘患者如合并胃食管反流可加重或诱发哮喘症状,此类患者应注意尽量避免应用茶碱及 β_2 肾上腺素受体激动剂,并加用抗反流治疗。

(二)药物治疗

应用药物治疗 GERD 时,必须注意评价疗效的标准,即食管炎的分级情况及症状的严重程度及发作频率,症状重不一定食管炎重,亦可能无食管炎症(NERD),反之,有严重食管炎者有时症状并不一定严重。因此,在药物治疗后症状控制食管炎症不一定已治愈,反之亦然。

1. 抑酸治疗　GERD 患者虽然并不一定有胃酸分泌增高,但有胃酸反流入食管,从而造成食管炎症和(或)出现症状,抑酸治疗的目的是使胃内 pH>4,而且,愈合糜烂性食管炎需要每天胃内 pH>4 的时间达到一定比例,至少在 12 小时以上,最好达到 16 小时以上。对抑酸剂的用法多主张先用大剂量,再逐步减量。

(1)抗酸药:主要是中和胃酸,不能抑制胃酸分泌,不能达到上述抑酸要求,只能临时缓解症状,常用的药物有含铝、镁、铋等的碱性盐类及其不同配方的复合制剂。有学者认为抗酸药可能有安慰剂效应,但尚未见有抗酸药与安慰剂对比治疗的临床观察报道。藻酸与碱性剂的复合物,如国产盖胃平,嚼细后吞服在胃内形成一层凝胶状物,漂浮于胃液上,形成一层物理性屏障,防止胃内容物反流入食管,对缓解症状、减轻食管炎症也有一定疗效。

(2)H_2RA:主要抑制胃酸分泌,尤其对夜间酸突破的控制效果更佳。多项研究表明,H_2RA 能较好地控制轻中度 GERD 的症状和(或)减轻和治愈食管炎。国外应用西咪替丁或雷尼替丁治疗 GERD 取得了较好的疗效,据报道 50%～70% 的 GERD 患者在应用 H_2RA 治疗后可完全或部分缓解症状,但症状的缓解与食管黏膜的愈合不一定呈良好的相关。对较轻患者可用治疗消化性溃疡的常规用量,持续 8～12 周,无效可适当加量。对较重患者可增加 1 倍常规剂量,如西咪替丁

1600mg/d 或更多,且疗程可延长至 12 周以上。一般认为,食管黏膜的愈合率与食管炎的严重性成反比,但与治疗剂量的大小及治疗期限的长短呈良好的正相关。

(3)PPI:是强力抗酸药,比 H_2RA 更有效,目前应用的有奥美拉唑、兰索拉唑、泮托拉唑、雷贝拉唑及埃索美拉唑等。此类药主要治疗重症 GERD 或对 H_2RA 治疗无效者,可较明显的控制症状及治愈食管炎。根据患者的病情及对药物的反应情况,奥美拉唑的用量为 20~40mg/d(必要时可达 60mg/d),据报道,应用 4~8 周后,食管炎的愈合率可达 70%~90%。国外报道用奥美拉唑治疗对 H_2RA 无效者获得明显疗效,用 40mg/d,共 12 周,几乎可使 90% 的食管炎愈合。有研究曾用奥美拉唑 20~40mg/d,治疗较重症食管炎,持续 4~8 周,症状消失或显著减轻者达 90%。用兰索拉唑(30~60mg/d)可获类似效果。现认为对 GERD 较有效的是埃索美拉唑及雷贝拉唑,用埃索美拉唑 40mg/d,可使胃内 pH>4 持续 12 小时。总之更强更大剂量的 PPI 对 GERD 更有效,而且认为一天总量分 2 次使用比 1 次使用更有效。

现有认为 PPI 治疗并不能控制 GERD 的夜间酸暴露,即用常规治疗量 PPI 治疗后,其夜间食管内 pH<4 的时间超过 1 小时,有研究表明睡前加服 1 次 H_2RA 可控制夜间酸暴露。

2.促动力药 在理论上有增加 LESP、促进胃排空及改善食管蠕动功能的作用。拟胆碱能药氯贝胆碱虽有促胃肠运动功能,但有使胃酸分泌增高等不良反应,国外研究认为,在治疗轻、中度食管炎中,其作用与西咪替丁 300mg/次,每日 4 次的疗效相同,目前临床上极少应用。甲氧氯普胺(胃复安)、多潘立酮(吗丁林)虽都有增加 LESP 的作用及促进胃排空作用,但它们对食管体部运动无促进作用,加之甲氧氯普胺有锥体外系不良反应,多潘立酮有泌乳作用,因此较少应用于 GERD。西沙比利,是 5-HT_4 激动剂,可促进全消化道内肠肌神经丛释放乙酰胆碱,从而增加食管体部收缩力,增加 LESP,加速胃排空。国内用西沙比利治疗反流性食管炎多中心双盲对照临床观察表明,应用西沙比利 10mg,每日 4 次,持续 4~8 周,能明显缓解胃食管反流症状,并治愈或减轻内镜下食管炎症,与雷尼替丁 150mg,每日服 2 次,疗效相仿。西沙比利不良反应有肠鸣、腹泻,少数有腹痛,近些年发现其对心血管有不良反应,应用更加谨慎。莫沙比利与西沙比利作用类似,但对心血管无明显不良反应,现常与 PPI 联合应用治疗 GERD,用量为 5~10mg,每日 3 次。

由于 TLESRs 被认为是 GERD 的主要发病机制,所以它已成为引人注目的治疗靶向,为减少 TLESRs 的频率,最早报告应用的药物是吗啡及阿托品,但不适合临床应用。研究发现,CCK 拮抗剂 Loxiglunide 及一氧化氮合酶抑制剂甲基精氨酸均可减少由胃扩张诱发的 TLESRs 频率,作用机制尚不明,可能与改变胃张力有关。氯苯氨丁酸(巴氯酚)是 γ-氨基酸 B(GABAB)受体激动剂,也可降低 TLESRs 频率、减少反流次数和食管酸暴露时间,作用机制尚不明,可能通过激动周围及中枢的 GABAB 受体而介导,抑制迷走神经信号传入,迷走神经中枢孤束核的背核间信号传递及迷走神经信号的传出,强力抑制食管括约肌松弛,从而使胃食管反流次数减少。有认为氯苯氨丁酸将可能成为第一个以 TLESRs 为靶向的临床试用药物。

3.药物维持治疗　药物治疗虽能控制 GERD 的症状,暂时治愈或减轻食管炎,但其病理生理并无改善,一旦中断治疗,其症状和(或)食管炎可复发。有报道用奥美拉唑治愈后停药,如不坚持维持治疗,在停药后 6 个月内复发率可达 82%。因此 GERD 的维持治疗很重要,可用 H_2RA 做维持治疗,维持量可从治疗量的一半开始,根据应用后症状改善情况再进行增减,轻症者可间歇用药维持或按需治疗,重症者有时需用 PPI 做维持治疗,维持时间越长复发概率越小。长期应用 PPI 维持治疗时应注意对胃内细菌生长及高胃泌素血症等不良反应的监测。有研究发现长期使用 PPI,胃底腺息肉风险增加 4 倍,长期酸抑制可使社区获得性肺炎及肠道感染的危险性增加;长期高剂量使用 PPI 类药物可能影响钙及维生素 B_{12} 的吸收。维持治疗中需要医师的耐心及患者的密切合作。对 GERD 长程治疗的方案尚需深入的观察与研究。有认为 NERD 不会发展成 Barrett 食管及食管腺癌,因此 NERD 在症状控制后可按需治疗,即有症状时服药,无症状时可停止用药。

(三)Barrett 食管的处理

有学者认为药物治疗不能逆转已形成的 Barrett 上皮,有学者抗反流手术可使 Barrett 上皮消退,但有持反对意见者。随后有试用大剂量抗酸药加激光切除 Barrett 上皮组织,内镜下还可用氩等离子凝固术(APC)、光动力学、热探头及多极电凝术等方法治疗 Barrett 上皮。

对 Barrett 食管主要在于预防及监察。尽量减少食管酸暴露及合理治疗胃食管反流是防止发生 Barrett 食管的主要手段,如发现有 Barrett 上皮应定期进行内镜检查,监察 Barrett 上皮范围内不典型增生情况,由于不典型增生可呈多灶分布,因此取活检时应多点取材,主张在 Barrett 上皮病灶范围内每隔 2cm 处取一块活检组织。

(四)手术治疗

对胃食管反流的手术治疗一般持谨慎态度,医生及患者均必须权衡利弊。下列情况可考虑手术治疗:①经内科综合治疗症状及食管炎仍很严重者;②经久不愈的 Barrett 溃疡及出血者,特别是合并有不典型增生者;③经扩张治疗后反复发作的消化性食管狭窄者;④合并明显食管裂孔疝者;⑤年轻人需长期大量用药物治疗者;⑥过去抗反流手术失败者。抗反流手术的方式主要是不同术式的胃底折叠术。近些年有经验的医生也在腹腔镜下进行胃底折叠术。术前应做食管测压检测,如有食管体部运动障碍则手术效果不佳。

近年有应用内镜下缝线方法治疗 RE,相当于内镜下的胃底折叠术,其优点是免除手术之苦,而且无效可随时拆除再重新缝合,但其长期疗效尚在观察中。

第二节 食管裂孔疝

食管裂孔疝(HH)是指腹腔内脏器(主要是胃)通过膈食管裂孔进入胸腔所致的疾病,是膈疝中最常见一种疝。膈肌食管裂孔的发育不良,先天性短食管,肥胖,腹内压长期增高是重要的发病因素。食管裂孔疝多发生于中老年,女性(尤其是肥胖的经产妇)多于男性。

根据食管裂孔发育缺损的程度,突入胸腔的内容物多寡,病理及临床改变,一般将食管裂孔疝的解剖分型分为滑动型疝、食管旁疝和混合疝三型。Ⅰ型:滑动型食管裂孔疝,最常见。由于食管裂孔膈肌肌纤维菲薄,使食管裂孔扩大,对贲门起固定作用的膈食管韧带和膈胃韧带松弛,当平卧或腹压增高时,食管下段、贲门和部分胃底部经扩大的食管裂孔进入纵隔,易导致胃内容物反流。腹压降低或直立时,疝入胸内的贲门和胃底可自行回纳至腹腔;Ⅱ型:食管旁型裂孔疝,较少见。表现为部分胃体或胃窦在食管左前方通过增宽松弛的裂孔多进入右侧胸腔(左侧少见)。有时甚至还可伴有胃-结肠、大网膜的疝入。如疝入部分很多(称巨大裂孔疝),包括胃底和胃体上部则胃轴扭曲并翻转。Ⅲ型:混合型食管裂孔疝,此型最少见,是指滑动型食管裂孔疝与食管旁疝共同存在,常为膈食管裂孔过大的结果。

【诊断标准】

1.临床表现

(1)胃食管反流症状:表现胸骨后或剑突部烧灼感和反胃。疼痛性质多为烧灼感、闷痛或针刺样痛,可放射至背部、肩部、颈部等处。平卧、进食甜食、酸性食物等均可能诱发或可加重症状。

(2)并发症相关症状:①出血:裂孔疝有时可出血,主要是食管炎和疝囊炎所致;②反流性食管狭窄:少数发生器质性狭窄,可出现吞咽困难,食后呕吐等症状;③疝囊嵌顿:一般见于食管旁疝。裂孔疝患者如突然剧烈上腹痛伴呕吐,完全不能进食或发生大出血,提示发生急性嵌顿;④疝囊压迫症状:当疝囊较大压迫心肺、纵隔,可以产生呼吸困难(气促)、心悸、咳嗽、发绀等症状。压迫食管时可感觉到胸骨后有食管停滞或吞咽困难。

2.辅助检查

(1)X线平片胃泡气影变小或缺失。

(2)上消化道双重对比造影具有相对高的诊断准确性,可明确地观察到疝囊的存在与否、疝囊的类型、大小、程度、累积部位及疝囊口大小等。

(3)超声及CT扫描,尤其是增强扫描可以清楚显示食管裂孔的宽度、疝囊的大小以及是否并发肿瘤等。

(4)内镜检查:胃镜下的食管裂孔疝表现为,齿状线上移、食管短缩、贲门松弛,在胃底翻转胃镜观察时可见到疝囊。

(5)食管测压检查:在食管裂孔疝时可见下食管括约肌高压带呈双峰。新近的高分辨率食管测压技术为食管裂孔疝的压力检测提供了更为有效的方法。

【治疗原则】

1.无症状或症状很轻的食管裂孔疝,通常不需要治疗。

2.大部分患者内科保守治疗即可,无需手术治疗。由于食管裂孔疝的症状主要是因胃酸反流刺激食管所引起,因此内科治疗基本上与反流性食管炎相似。

3.手术治疗:当内科治疗无效时,可以考虑手术治疗。手术治疗主要的目的是回纳疝内容物,修复扩大的食管裂孔,防止疝的形成和纠正胃食管反流。手术治疗可选择经胸、经腹手术或腹腔镜微创手术。微创外科技术现已成为食管裂孔疝的首选手术方式。腹腔镜微创手术包括:回纳疝内容物、修补食道旁裂孔和胃底折叠抗反流。腹腔镜食管裂孔疝修补术关闭或修补扩大的食管裂孔有两种方法,合成补片修补食管裂孔缺损,或单纯缝线关闭缺损,如果食管裂孔大,亦可先缝线关闭缺损后再应用合成补片修补,生物补片应用于食管裂孔疝的修补逐渐受到人们的重视,可以显著降低食管裂孔疝的术后复发率。至于选择何种术式,仍需根据患者的病因及临床症状,由专科医生综合判断决定。

4.手术治疗适应证

(1)并发严重食管炎,内科治疗效果不明显者。

(2)出现顽固性消化道出血、食管狭窄等反流性食管炎的并发症。

(3)疝囊较大,有压迫症状或经常嵌顿。

(4)急性嵌顿,甚至绞窄等急症者。

(5)对食管旁裂孔疝多主张首选手术治疗。

第三节 贲门失弛缓症

贲门失弛缓症,病因迄今尚不明了。目前认为是由于食管贲门部的神经肌肉功能障碍所致的一种原发性食管动力障碍疾病。其主要特征是食管缺乏蠕动,下食管括约肌(LES)高压和对吞咽动作的松弛反应减弱。本病为一种少见病,目前发病率约$(0.5\sim1)/10$万,欧洲和北美较多见。本病可发生于任何年龄,但最常见于$20\sim39$岁的年龄组。男女发病大致相等。

【诊断标准】

1.临床表现

(1)吞咽困难:无痛性吞咽困难是本病最常见,最早出现的症状。起病多较缓慢,但亦可较急。初起可轻微,仅在餐后有饱胀感觉。吞咽困难多呈间歇性发作,常因情绪波动如发怒、忧虑、惊骇,或进食生冷和辛辣等刺激性食物而诱发。更易受到固体食物的影响。

(2)胸骨后疼痛:在疾病的早期更为常见。多发生在摄食时,往往描述为胸骨后疼痛,易与心绞痛混淆。

(3)食物反流:尤其是餐后与平卧时,反流物吸入也是本病的特征。

(4)夜间咳嗽:因食物反流误吸入气管所致咳嗽,甚至导致肺部感染和哮喘等。

(5)体重下降:可能表明存在与肿瘤共存的迹象(可能,但少见)。

2.辅助检查

(1)食管钡餐X线检查:见食管扩张,食管蠕动减弱,食管末端狭窄呈鸟嘴状,狭窄部黏膜光滑,是贲门失弛缓症患者的典型表现。Henderson等将食管扩张分为三级:Ⅰ级(轻度),食管直径小于4cm;Ⅱ级(中度),直径$4\sim6$cm;Ⅲ级(重度),直径大于6cm,甚至弯曲呈S形。

(2)食管动力学检测:下食管括约肌静息压通常高于正常,吞咽时下括约肌不松弛(或松弛不完全),食管蠕动波缺失。

(3)胃镜检查:在内镜下贲门失弛缓症表现特点如下。

1)大部分患者食管内见残留有大量的积食,多呈半流质状态覆盖管壁,且黏膜水肿增厚致使失去正常食管黏膜色泽。

2)食管体部见扩张,并有不同程度扭曲变形。

3)管壁可呈节段性收缩环,似憩室膨出。

4)贲门狭窄程度不等,甚至完全闭锁不能通过。应注意的是,有时检查镜身通过贲门感知阻力不甚明显时易忽视该病。内镜还可排除器质性狭窄或肿瘤所致的"假性贲门失弛缓症"。

【治疗原则】

贲门失弛缓症治疗的目的是降低下食管括约肌压力,松弛 LES,从而解除功能性梗阻,使食物顺利进入胃内。

1.改变生活方式　对轻度患者应解释病情,安定情绪,少食多餐,细嚼慢咽,服用镇静药也可有缓解症状的作用。为防止睡眠时食物溢流入呼吸道,可取高枕或垫高床头。

2.药物治疗　钙通道阻滞剂和硝酸酯类药物可缓解症状。如硝苯地平等钙拮抗剂和硝酸甘油类可降低下食管括约肌压力。注射 A 型肉毒杆菌毒素(内镜下注射使用)也可降低过高的下食管括约肌压力。

3.气囊扩张　治疗是经内镜下插入一个前端带气囊的导管,通过一定的充气使下食管括约肌部分撕裂,而保持食管浆膜完好。但穿孔是较常见的并发症,如果穿孔发生时,需要紧急手术。

4.内镜治疗　内镜治疗手段主要可包括内镜下球囊扩张和支架植入治疗、镜下注射 A 型肉毒杆菌毒素以及内镜下微创切开治疗等。内镜下贲门环形肌层切开,可最大限度地恢复食管的生理功能并减少手术的并发症。

5.外科治疗　对中、重度及传统内镜下治疗效果不佳的患者应行手术治疗。贲门肌层切开术(Heller 手术)仍是目前最常用的术式。可经胸或经腹手术,也可在胸腔镜或者腹腔镜下完成。

第四节　食管良性肿瘤

食管良性肿瘤是临床上少见的疾病,占食管所有肿瘤的不到 10%。食管良性肿瘤发病年龄较低,病程和症状持续时间较长。

一、分类

Nemir 根据其组织发生来源分为三类:

1.食管黏膜上皮性肿瘤

(1)鳞状上皮来源:乳头状瘤、囊肿。

(2)腺上皮来源:腺瘤、息肉。

2.非上皮性肿瘤

(1)肌瘤：平滑肌瘤、纤维肌瘤、脂肪肌瘤、纤维瘤。

(2)血管来源：毛细血管瘤、淋巴管瘤。

(3)中胚叶及其他肿瘤：网织内皮瘤、脂肪瘤、黏液纤维瘤、巨细胞瘤、神经纤维瘤、骨软骨瘤。

3.异位组织　来源于先天性异位组织的肿瘤，如胃黏膜、皮脂腺、黑色素母细胞、胰腺、甲状腺结节、粒性成肌细胞瘤等。

根据肿瘤所在部位可分为两型：

(1)黏膜内型：此类肿瘤发生于食管黏膜或黏膜下层组织，向食管腔内生长，部分有蒂。包括食管息肉、腺瘤、乳头状瘤等。

(2)黏膜外型：肿瘤发生于黏膜外，向食管外围发展，常见的为平滑肌瘤、囊肿。

胸外科实践中最常见的食管良性肿瘤和囊肿，依发生率多少排列为食管平滑肌瘤、食管息肉、食管囊肿、食管乳头状瘤、食管纤维瘤。其他较少见的为食管腺瘤、食管血管瘤、脂肪瘤和神经纤维瘤等。某医院胸外科近40年手术治疗食管良性肿瘤和囊肿约50例，其中85%以上为食管平滑肌瘤，其次为食管息肉、食管囊肿。

二、食管平滑肌瘤

(一)定义

来源于食管平滑肌的肿瘤称为食管平滑肌瘤。一般认为，食管平滑肌瘤起源于食管的黏膜肌层、固有肌层或血管壁的肌肉层及胚胎肌肉组织变异。

(二)发病情况

食管平滑肌瘤是最常见的食管良性肿瘤，占食管良性肿瘤的70%～80%。可见于任何年龄，大多数发生于中年，以20～60岁多见。2/3的食管平滑肌瘤发生于女性。病变可发生于食管各段，绝大多数发生于主动脉弓水平以下的食管中段和下段，上段少见。

(三)病理

食管平滑肌瘤多为单发，多发者仅占2%～3%，肿瘤直径为1～17cm，通常为5～10cm。生长缓慢，为黏膜外壁内形，呈膨胀性生长，多在食管的一侧壁，呈圆形或椭圆形、结节状、分叶状，也有为腊肠形，环绕食管生长，不规则，呈马蹄形、螺旋形、生姜状，有完整的包膜，表面光滑，质地硬韧。息肉形罕见，个别肿瘤凸向纵隔。肿瘤切面呈灰白色，血管稀少，个别可见灶性出血、液化坏死，罕见有钙化。镜下可见分化良好的平滑肌细胞,呈长梭形,胞核也呈梭形,无间变,无核分裂象。瘤细胞呈束状交织,呈旋涡状、栅栏状排列,束间可有纤维组织和毛细血管网。

关于平滑肌瘤的来源目前尚无明确结论,大多基于理论上的假设。从发生部位看,来源应是食管固有肌层。

(四)症状

食管平滑肌瘤生长缓慢,病程长,可无症状或症状轻微,偶尔在检查时意外发现,其症状与肿瘤大小、形态和部位相关。主要临床表现有:吞咽困难或不适,轻重不一,多数是轻度,间断性发生,能正常进食。如肿瘤向腔内生长环绕食管使管腔狭窄,则进食梗阻明显。临床上患者最常见的主诉为疼痛,表现为各种各样的胸骨后、剑突下或上腹部钝性隐痛不适、饱胀感和压迫感,疼痛可牵涉到后背部和肩部,与饮食无关。1/3 的患者有消化功能紊乱,包括食欲缺乏、反胃、嗳气、恶心和呕吐等。偶尔巨大肿瘤压迫气管或支气管,可有咳嗽、呼吸不畅或哮喘等呼吸道症状。

(五)诊断

临床症状仅能提示食管存在病变,主要依据上消化道造影和纤维胃镜检查,可以明确诊断。

1.上消化道吞钡造影检查 食管平滑肌瘤由于大小、形态、生长方式不同,可有多种 X 线表现,常见的典型表现有:

(1)管腔圆形或椭圆形充盈缺损,边缘锐利,肿瘤与正常食管壁的夹角,无论在近侧或远侧均成锐角,这是它特有的征象。正位时由于钡剂沿肿瘤两侧分流,而呈分叉状表现,如在黏膜像或双重对比造影时,钡剂可以勾画出肿瘤的上下轮廓,呈"环形征"。当肿瘤为不规则环绕食管生长时,可表现为相对两侧壁的双弧形充盈缺损。肿瘤附近及对侧管壁柔软,缩张自如,可与食管癌鉴别。

(2)黏膜改变:由于肿瘤突向腔内,黏膜皱襞被展平,管腔变扁增宽,钡剂通过病变部位较四周浅薄,形成"涂抹征"或"瀑布征",不规则的肿瘤可使黏膜呈轻度螺旋状扭曲,黏膜皱襞粗细不均,但黏膜无破坏。

(3)纵隔软组织肿块:较大的肿瘤尤其是凸向管壁外的,可见与食管腔内充盈缺损相一致的肿块阴影。

在检查中还应注意有无并存疾病,这对治疗有重要意义。

2.纤维胃镜检查 在镜下直接观察肿瘤情况,进一步确定肿瘤的部位、大小、形态和是否为多发,并可与恶性肿瘤相鉴别。典型的食管平滑肌瘤表现为食管腔内有半圆形、椭圆形或结节状不规则肿物,表面黏膜完整光滑,正常黏膜皱襞消失,黏膜内血管清晰可见。当患者吞咽和呼吸时,肿块可以上下轻度移动,用镜尖端触动肿物有滑动感。一般禁忌咬取活检,因为活检常常不能获得平滑肌瘤的病理诊断,而且活检处黏膜愈合后与黏膜下层和肌层粘连,不利于手术剥除。

应注意食管平滑肌瘤与其他食管疾患及外在压迫性疾病相鉴别,如食管癌和其他良性肿瘤、纵隔肿瘤、食管附近肿大淋巴结及迷走右锁骨下动脉压迹等。

结合免疫组化及分子生物学方法,可区分出食管平滑肌瘤和间质瘤及少见的神经源性肿瘤。区分出食管平滑肌瘤和间质瘤的意义在于间质瘤有潜在恶性,鉴别主要依靠间质瘤 CD34 和 CD117 呈阳性表达而平滑肌瘤不表达,平滑肌瘤表达波形蛋白和肌动蛋白。

(六)治疗

对于食管平滑肌瘤,大多数的观点是手术切除,即使尚无明显临床症状,肿瘤生长缓慢的患者,也要进行手术切除。因为食管平滑肌瘤可以持续生长,迟早产生症状,巨大的瘤体可导致食管严重梗阻,或压迫气管、支气管产生呼吸道症状,因此,较大的食管平滑肌瘤多数需要手术切除,同时可以排除恶性肿瘤的可能。少数瘤体巨大者,还需做食管部分切除、食管胃吻合术。也有人认为较小的无临床症状的食管平滑肌瘤,可暂不行手术处理,临床随诊观察即可。一般认为食管平滑肌瘤的手术适应证有:①食管平滑肌瘤诊断明确,有临床症状;②较大食管平滑肌瘤,造成食管梗阻或有呼吸道症状;③不能与食管间质瘤相鉴别的平滑肌瘤。

手术方法主要取决于肿瘤所在部位、大小、黏膜是否粘连固定及是否累及贲门。临床上最常做的是肿瘤剜除术,一般仅暴露肿瘤所在部位的食管,覆盖食管肿瘤的肌纤维伸展变薄,切开肌层进入正确的解剖层面,钝性和锐性解剖,肿瘤很容易被剜除,一般不会损伤食管黏膜破入食管腔内。肿瘤切除后间断缝合疏松对合肌层并用纵隔胸膜缝合加固,术后不会发生管腔狭窄或进食困难。肿瘤摘除后,术野注水,经胃管注气,检查黏膜是否有漏隙,如有食管黏膜小裂隙,应严密缝合。位于食管下端的巨大平滑肌瘤,可能累及贲门,肿瘤表面的黏膜可发生溃疡粘连,肿瘤又多呈环状生长,单纯剜除肿瘤极为困难或不可能,对此应进行食管下端贲门切除、食管胃端侧吻合术,目前应用电视辅助胸腔镜外科(VATS)手术,在纤维内镜指引下,可以完整摘除食管平滑肌瘤。手术创伤小,术后恢复快,结果与开胸手术相似。

(七)预后

食管平滑肌瘤手术结果良好,一般没有重大手术合并症和死亡。

第五节 食管癌

一、概述

食管癌是发生在食管上皮组织的恶性肿瘤,占所有恶性肿瘤的2%。全世界每年约有22万人死于食管癌,我国是食管癌高发区,食管癌死亡率仅次于胃癌,发病年龄多在40岁以上,男性多于女性。

二、病因

现代医学认为长期吸烟与饮酒、长期进食过烫过快、食物粗糙、质硬等均可引起经久不愈的食管炎,导致食管癌的前期病变。此外,真菌、病毒、亚硝胺及其前体物、营养素、微量元素和遗传因素等,均与食管癌的发病有相关性。

三、病理

食管癌的病变部位,我国各地报告不一,但均以中段最多(52.69%~63.33%),下段次之(24.95%~38.92%),上段最少(2.80%~14.0%)。食管癌以鳞状细胞癌最多见。腺癌较少见,又可分为单纯腺癌、腺鳞癌,黏液表皮样癌和腺样囊性癌。未分化癌较少见,但恶性程度高。食管上、中段癌肿绝大多数为鳞状细胞癌,食管下段癌肿则多为腺癌。

食管壁内扩散是癌瘤的表面扩散方式之一。癌细胞还常沿食管固有膜黏膜下层的淋巴管浸润。直接浸润邻近器官食管上段癌可侵入喉部、气管及颈部软组织,甚至侵入支气管,形成支气管-食管瘘;也可侵入胸导管、奇静脉、肺门及肺组织,部分可侵入主动脉而形成食管-主动脉瘘,引起大出血而致死。下段食管癌常可累及贲门及心包。淋巴转移比较常见,约占病例的2/3。中段食管癌常转移至食管旁或肺门淋巴结,也可转移至颈部、贲门周围及胃左动脉旁淋巴结。下段食管癌常可转移至食管旁、贲门旁、胃左动脉旁及腹腔等淋巴结,偶可至上纵隔及颈部淋巴结。淋巴转移部位依次为纵隔、腹部、气管及气管旁、肺门及支气管旁。血行转移多见于晚期患者。最常见转移至肝(约占1/4)与肺(约占1/5),其他脏器依次为骨、肾、肾上腺、胸膜、网膜、胰腺、心、肺、甲状腺和脑等。

四、诊断与鉴别诊断

(一)临床表现

1.吞咽疼痛,进食后出现吞咽困难的同时,可有胸骨后烧灼痛,钝痛,特别在进食过热或酸性食物后为明显。

2.消瘦甚至恶液质、声嘶及食管癌穿孔引起的并发症均为晚期症状。

3.进行性吞咽困难是本病最典型的症状,表现为进食不顺或困难,一般为经常性,但时轻时重。至病发侵及食管全周时,则进展非常迅速,甚至滴水不入。

4.食管反流多出现在晚期。

(二)诊断要点

除上述临床表现外,以下辅助检查亦有助于本病的诊断。

1.实验室检查

(1)鳞状细胞癌相关抗原(SCC):SCC 是一种特异性很好的鳞癌标志物。SCC 在不同肿瘤大小、侵袭深度、淋巴结数量、远处转移的个体中,其血清浓度差异有显著性($P<0.01$),是重要的预后指标。SCC 对食管鳞癌特异性最高,可作为食管鳞癌的第一标志物。

(2)血清 midkine(S2MK):S2MK 是一种肝素黏合生长因子。S2MK 是食管癌诊断中极具价值的肿瘤标志物。

(3)血清中 CEA 或 AFP 的显著升高对食管癌的早期诊断及预后也具一定意义,并可作为食管癌诊断的辅助指标应用于临床。

2.影像学检查

(1)食管钡餐检查:食管黏膜紊乱、断裂,局部管腔狭窄或充盈缺损,食管管壁僵直,蠕动消失,或见软组织阴影。

(2)EUS(超声内镜)检查:病变浸润管壁的深度和周围有无肿大淋巴结是 EUS 检查的最大特点。EUS 能较准确显示食管癌的侵犯深度(T);EUS 对于肿瘤淋巴结转移(N)的诊断远优于 CT 检查,EUS 可以发现 2~3mm 大小的淋巴结。目前,对淋巴结行 EUS 引导下的细针吸取细胞学检查是术前判断淋巴结良恶性的最佳方法。总而言之,在食管癌的 TNM 分期中,对于 T 和 N 的判断,EUS 明显优于 CT 和磁共振成像检查。

(3)食管 CT 扫描检查:可以清晰显示食管与邻近纵隔器官的关系。正常食管与邻近器官分界清楚,食管壁厚度不超过 5mm,如食管壁厚度增加,与周围器官分界模糊,则表示食管病变存在。

(4) MRI 检查:用于食管癌术前检查,可显示食管癌的管壁增厚,对器官、支气管受侵敏感性、特异性及准确性分别为 100%、84%、87%。

(5) 腹部 B 超:包括肝、胆、脾、胰、肾、肾上腺、腹膜后淋巴结等,必要时可行腹部增强 CT 扫描以辅助诊断是否有相关脏器转移。

(6) 电子胃镜检查:可直接观察癌肿的形态,并可在直视下做组织病理学检查,以确定诊断。

3. 病理及细胞学检查

(1) 食管脱落细胞学检查:吞咽困难的患者应列为常规检查,对早期诊断有重要意义,阳性率可达 90% 以上。

(2) 颈部淋巴结活检阳性。

(3) 食管镜检查及活组织病理证实:食管镜检查总是放在 X 线钡餐检查和食管脱落细胞学检查之后仍不能定性或定位的时候方才进行。

(三) 鉴别诊断

1. **食管炎及食管上皮细胞重度增生**　患者常有类似早期食管癌的症状,X 线检查常无异常发现,可以通过食管拉网细胞学检查,内镜染色及内镜超声检查进行鉴别,但常需要定期复查。

2. **贲门失弛缓症**　患者表现为吞咽困难,X 线上表现食管体部无收缩和蠕动、食管黏膜光滑、贲门部呈"鸟嘴"样狭窄,发作常为间歇性,病程较长,症状进展缓慢。

3. **食管外压性改变**　食管邻近的血管先天性异常、主动脉瘤、胸内甲状腺、纵隔肿瘤、纵隔淋巴结肿大、主动脉弓纡曲延长等,患者虽有吞咽困难,但食管黏膜完好。

4. **食管良性狭窄**　食管良性狭窄多为化学性灼伤的后遗症,也可能是食管炎所引起的瘢痕狭窄。

5. **食管良性肿瘤**　食管良性肿瘤以平滑肌瘤最常见,可发生食管的任何部位。内镜检查可见食管腔内有隆起性肿物,表面黏膜有色泽改变,但黏膜光整无糜烂和溃疡。内镜超声检查表现为境界清晰、外形光滑、轮廓规整的低回声声像。

6. **其他恶性肿瘤**　如癌肉瘤、肉瘤(包括纤维肉瘤、横纹肌肉瘤、平滑肌肉瘤)、恶性淋巴瘤、恶性黑色素瘤等,其临床表现、X 线检查所见及内镜检查所见极似食管癌,均需经组织病理学诊断证实。

(四) 分期

1. **国际抗癌联盟 UICC 的 TNM 分期**　AJCC 分期(第 7 版)。

T　原发肿瘤

T_X　原发肿瘤难以评估

T_0　无原发肿瘤证据

Tis　原位癌

T_1　肿瘤侵及黏膜固有层、黏膜肌层或黏膜下层

T_{1a}　肿瘤侵及黏膜固有层、黏膜肌层。

T_{1b}　肿瘤侵及黏膜下层

T_2　肿瘤侵及肌层

T_3　肿瘤侵及食管纤维膜

T_4　肿瘤侵及邻近组织器官

T_{4a}　肿瘤侵及胸膜、心包、膈,但可切除

T_{4b}　肿瘤侵及邻近结构,如大动脉、椎体、气管,不可切除

N　区域淋巴结

N_X　局部淋巴结转移未知

N_0　无局部淋巴结转移

N_1　1～2个淋巴结转移

N_2　3～6个淋巴结转移

N_3　7个以上淋巴结转移

M　远处转移

M_0　无远处转移

M_1　有远处转移

2.TNM临床分期

0期　$TisN_0M_0$

Ⅰa期　$T_1N_0M_0$

Ⅰb期　$T_2N_0M_0$

Ⅱa期　$T_3N_0M_0$

Ⅱb期　$T_{1～2}N_1M_0$

Ⅲa期　$T_{4a}N_0M_0$,$T_3N_1M_0$,$T_{1～2}N_2M$

Ⅲb期　T_3-N_2M_0

Ⅲc期　$T_{4a}N_{1～2}M_0$,T_{4b}任何NM_0,任何TN_3M_0

Ⅳ期任何T任何NM_1

五、治疗

(一)综合治疗原则

食管癌的较佳治疗方案,是结合中西医进行科学的整合治疗,其中包括放疗、化疗、手术、中医药应用以及新兴的靶向与基因治疗,治疗方案的选择需综合考虑患者的功能状态、心理情况,肿瘤的病理类型和分期,并提倡生存率与生活质量并重的原则,选择合适的治疗方式。手术治疗是食管癌获取治愈机会最主要的手段,如患者可耐受手术,0、Ⅰ、Ⅱ和部分Ⅲ期的患者应争取完全性外科手术治疗。其他局部晚期且无法切除或有远处转移的患者,因旁路手术的并发症及死亡率高,应首先选用非手术的姑息治疗方法。中西医在治疗食管癌方面各有优势,但其药物的抗癌机制都相通。临床实践也证实,中西医结合治疗食管癌较之单纯治疗有效,可提高临床疗效,对于患者生活质量及治愈率等方面都有很大贡献。

(二)西医治疗

1.放射治疗

(1)对于不适合外科手术或拒绝手术的病例,根据患者的身体条件,可以选择放化同步治疗或单纯放疗±化疗。

(2)颈部食管癌,T_{1b}分期及以上,可选放化综合治疗。

(3)对于T_2期以上可手术的食管癌,可选择术前放化同步治疗。

(4)T_3期以上或淋巴结阳性的,可选择术后放疗、化疗。

(5)对于切缘阳性的病例,应接受术后放疗。

(6)Ⅳ期病例,可考虑局部姑息性放疗。

2.化学药物治疗

(1)不能手术切除的食管癌,主要的治疗为同步放疗和化疗。

5-FU/DDP:5-FU $1000mg/(m^2 \cdot d)$,持续静脉滴注,第1~4天。DDP $75mg/m^2$,静脉滴注,第1天。第1、5、8、11周重复治疗。

同步放疗 $2Gy/天$,总剂量$50Gy$。

(2)患者有远处转移,主要的治疗方法为化疗:

1)5-FU/DDP:5-FU $1000mg/(m^2 \cdot d)$,持续静脉滴注,第1~5天。DDP $100mg/m^2$,静脉滴注,第1天。21天后重复治疗。

2)紫杉醇/5-FU/DDP:紫杉醇 $175mg/m^2$,静脉滴注,第1天。DDP $80mg/m^2$,静脉滴注,第1天。5-FU $750mg/(m^2 \cdot d)$,持续静脉滴注,第1~5天。28天后重复治疗。

3）CPT-11/DDP（依立替康＋DDP）：CPT-11 65mg/m²，静脉滴注，第 1 天。DDP 30mg/m²，静脉滴注，第 1 天。7 天后重复治疗。

4）DDP/EPI/5-FU：DDP 60mg/m²，静脉滴注，第 1 天、21 天后重复治疗。EPI 50mg/m²，静脉滴注，第 1 天，21 天后重复治疗。5-FU 200mg/m²/天，持续静脉滴注，共 6 个月。

5）DDP：DDP 100mg/m²，静脉滴注，第 1 天。21 天后重复治疗。

6）紫杉醇：紫杉醇 250mg/m²，24h 持续静脉滴注，21 天后重复治疗。需用粒细胞集落刺激因子。

7）长春瑞滨：长春瑞滨 25mg/m²，静脉滴注，第 1 天。7 天后重复治疗。

3.手术治疗 根治性食管癌切除及食管重建术：通过传统手术方式或胸腔镜技术将全部肿瘤及周围淋巴结清除就可视为根治性手术。

姑息性手术：适用晚期食管癌，不能实施根治性手术并有高度吞咽困难者，为解决进食问题，可予局部切除或腔内置管，常用的有食管分流术或食管内置管术，为放射治疗及化学治疗提供条件。

六、预防与康复指导

（一）预防要点

一级预防即病因学预防，消除病因，积极治疗食管癌前病变，做好筛查方法，尤其是对于高危人群的筛选，提高早期诊断及早期治疗水平，从而提高治愈率和降低病死率。改善生活环境，改变不良的生活习惯，减少促癌因素的暴露水平。

二级预防指预防致癌物的代谢或抑制致癌物与细胞 DNA 的结合，应用预防药物治疗癌前病变阻断癌的发生，即发病学预防。

三级预防为临床预防，对高危人群进行预防性普查，进行早期检查，早期诊断、早期治疗，进一步提高治愈率，阻断癌的发展，降低病死率。

（二）康复要点

食管癌的发生、发展，放化疗造成内环境的失衡、正气损伤。因此，食管癌的康复治疗十分重要。如术后体虚患者可中医辨证选用补肾健脾、补气养血、活血化瘀的药物和方剂，如六味地黄丸、四君子汤、滋血润肠丸、归脾汤等，有助于巩固疗效，康复机体。手术吻合口瘘可用甲硝唑液内冲洗、白芨粉封堵的方法进行治疗。

心理治疗：加强医患沟通，密切医患关系，患者情绪变为乐观开朗，可以使紧张的心理得到放松，精神和内分泌系统的活动恢复平衡，调动患者体内潜藏的抑制癌细胞能力，让患者充分认识自己的病情；并主动采取积极的态度去对抗疾病，使大脑皮质能够产生良好的兴奋;这种兴奋可以有效地刺激大脑下部和激素分泌有关的脑垂体兴奋,从而使机体的免疫能力不断得到增强;做好手术前的心理疏导,消除患者紧张、恐惧心理,稳定情绪,应加强与患者及家属的沟通,鼓励患者增强战胜疾病的信心;医护人员真诚地向患者介绍国内外先进医疗技术对本病的新进展,同时请典型康复病患现身说法,消除患者紧张恐惧心理,增强患者战胜疾病的信心和勇气。

七、饮食调养

1.在早期即应积极加强营养,注意吃新鲜的食物(如鲜肉类、鲜蔬菜及水果),补充蛋白质、维生素、糖、脂肪等,使患者维持和增强抵抗力,为治疗(化疗、放疗、手术等)创造条件,并储备一定的营养物质,防止出现恶液质。食管癌晚期,如恶液质出现,应多补充蛋白质,如牛奶、鸡蛋、鹅肉、鹅血、瘦猪肉及各种新鲜果菜。

2.手术后,饮食调理要以流质、半流质为主。避免任何刺激性饮食摄入,防止吻合口感染和损伤。经医生允许后再进普通食物。饮食应给予高营养,可在平日口味习惯的基础上,加食苡仁粥、糯米粥、鲜蛋、鲜肉、奶及新鲜果菜等,如食欲不振,可用鲜山楂、乌梅、石榴等调理口味,增进食欲,也可用橘皮、生姜、冰糖、鸡等煮汤服食。

3.食管癌梗噎症状严重时,应给予浓缩的富含优质蛋白、糖类、脂类、无机盐及维生素成分的流质饮食,以减少对癌组织的刺激。可在营养师配合下,配制各种混合奶等适合于本病患者摄食的饮食。当食管梗阻或出现食管气管瘘而不能进食时,则应采取静脉高营养或胃造瘘手术等方法,来维持机体对营养的需求。

4.放疗时,易引起口咽干燥、胸骨后灼痛等热灼阴伤的症状,故宜选用营养丰富,清软滋润,容易咽下的食物,如梨汁、蔗汁、牛奶、蛋羹、藕粉、银耳、苦瓜、油菜、木耳、紫菜、丝瓜、西瓜、绿茶、绿豆等。

5.化疗时,主要是针对骨髓造血及消化系统的损害,宜食健脾和胃,补骨生髓之品,如山药、薏苡仁、山楂、蜂王浆、柑橘、猴头菇、芫荽、番茄、萝卜、鸡脯、黑木耳、鸡肉、牛肉等,另加补骨生髓,益气养血的食物,如动物骨髓、鹅血、苹果、红枣、甲鱼、胎盘、核桃、赤小豆、菠菜等。

第三章 胃肠道疾病

第一节 急性胃炎

急性胃炎系指由不同原因所致的胃黏膜急性炎症和损伤。临床上按病因及病理变化的不同,分为急性单纯性胃炎、急性糜烂性胃炎、急性腐蚀性胃炎、急性化脓性胃炎,其中临床上以急性单纯性胃炎最为常见。常见的病因有乙醇、药物、应激、感染、十二指肠液反流、胃黏膜缺血、缺氧、食物变质和不良的饮食习惯、腐蚀性化学物质以及放射损伤或机械损伤等。

【诊断标准】

1.临床表现

(1)症状:常有上腹痛、腹胀、恶心、呕吐和嗳气及食欲缺乏等。如伴胃黏膜糜烂出血,则有呕血和(或)黑便,大量出血可引起出血性休克。药物和应激状态所致的胃炎,常以呕血或黑便为首发症状。细菌感染患者可出现腹泻等。腐蚀性胃炎可吐出血性黏液,严重者可发生食管或胃穿孔,引起胸膜炎或弥漫性腹膜炎。化脓性胃炎起病常较急,有上腹剧痛、恶心、呕吐、寒战和高热,血压可下降,出现中毒性休克。也有部分患者仅有胃镜下所见,而无任何症状。

(2)体征:上腹部压痛是常见体征,尤其多见于严重疾病引起的急性胃炎出血者。腐蚀性胃炎因口腔黏膜、食管黏膜和胃黏膜都有损害,口腔、咽喉黏膜充血、水肿和糜烂。化脓性胃炎有时体检则酷似急腹症。

2.辅助检查

(1)胃镜检查:急性糜烂出血性胃炎的确诊有赖于急诊胃镜检查,一般应在出血后24～48小时内进行,可见到以多发性糜烂、浅表溃疡和出血灶为特征的急性胃黏膜病损。食物中毒患者宜于呕吐症状有所缓解后再考虑是否需要进行胃镜检查,吞服腐蚀剂者则为胃镜检查禁忌。

(2)实验室检查:疑有出血者应做呕吐物或粪便隐血试验、红细胞计数、血红蛋白测定和红细胞压积。感染因素引起者,应做白细胞计数和分类检查,粪便常规和培养。

(3)X线钡餐检查无诊断价值。

3.诊断

(1)病因诊断:急性胃炎应作出病因诊断,药物性急性胃炎最常见的是由非甾体抗炎药(NSAIDs)如酮洛芬、吡罗昔康、消炎痛等以及阿司匹林所致。严重外伤、败血症、呼吸衰竭、低血容量性休克、烧伤、多脏器功能衰竭、中枢神经系统损伤等应激状态时要警惕急性胃黏膜病变的发生。常见的还有乙醇性急性胃炎、急性腐蚀性胃炎等。

(2)鉴别诊断:急性胃炎应与急性阑尾炎、急性胰腺炎、急性胆囊炎相鉴别。

【治疗原则】

1.针对病因,去除损害因子,根除Hp,去除NSAIDs或乙醇的诱因。积极治疗原发病。

2.严重时禁食,逐渐过渡到流质、半流质饮食。

3.对症和支持疗法:呕吐患者因不能进食,应补液,用葡萄糖及生理盐水维持水、电解质平衡,伴腹泻者注意钾的补充。腹痛者可用阿托品、复方颠茄片或山莨菪碱等解痉药。以恶心、呕吐或上腹胀为主者可选用甲氧氯普胺、多潘立酮或莫沙必利等促动力药。

(4)药物治疗:①抑酸剂可应用H_2受体阻滞剂:雷尼替丁150mg,每日2次;法莫替丁20mg,每日2次;不能口服者可用静脉滴注。②胃黏膜保护剂和抗酸剂硫糖铝、胶体铋、铝碳酸镁等,每日3~4次口服。③细菌感染所引起者可根据病情,选用喹诺酮类制剂、氨基糖苷类制剂或头孢菌素。应激性急性胃炎常出现上消化道出血,应抑制胃酸分泌,提高胃内pH。临床常用法莫替丁40~80mg/d或雷尼替丁300mg/d静脉滴注,质子泵抑制剂抑酸效果更强,疗效更显著,如奥美拉唑40~80mg静脉注射或静脉滴注,每日2次。

(5)并发症的治疗:急性胃炎的并发症包括穿孔、腹膜炎、水电解质紊乱和酸碱失衡等。细菌感染者选用抗生素治疗,因过度呕吐致脱水者及时补充水和电解质,并适时检测血气分析,纠正酸碱失衡。对于穿孔或腹膜炎者,则需要考虑外科治疗。

第二节 慢性胃炎

慢性胃炎是指不同病因引起的胃黏膜的慢性炎症或萎缩性病变。临床上十分常见,占接受胃镜检查患者的80%~90%,男性多于女性,随年龄增长,发病率逐渐增高。由于过去对慢性胃炎的病理研究不够深入,对各种病理改变的命名不相同。2012年11月有国内消化病学专家及病理学家在上海举行了全国慢性胃炎诊治会议,针对目前诊治进展更新了慢性胃炎的诊疗共识。2014年1月由全球40余位相关领域专家在日本京都制定了幽门螺杆菌(H.pylori)胃炎全球共识,明确了H.pylori胃炎相关共识。对慢性胃炎有了更深、更清晰的认识。慢性胃炎目前分类为:非萎缩性胃炎(浅表性胃炎)、萎缩性胃炎和特殊类型胃炎。特殊类型胃炎的分类与病因和病理有关,包括化学性、放射性、淋巴细胞性、肉芽肿性、嗜酸细胞性以及其他感染性疾病所致者等。

【H.pylori 胃炎】

H.pylori胃炎是H.pylori原发感染引起的慢性活动性黏膜炎症,为一种传染性感染性疾病。是Hpylori感染的基础病变,H.pylori感染是慢性胃炎原因中感染性胃炎的首位,占慢性活动胃炎中的70%以上。在H.pylori感染黏膜产生黏膜炎症基础上,部分患者可发生消化性溃疡(十二指肠溃疡、胃溃疡)、胃癌以及胃黏膜相关淋巴样组织(MALT)淋巴瘤等严重疾病,部分患者可有消化不良症状。

1.H.pylori胃炎实际上是一种传染病 H.pylori可以在人-人之间传播,感染者和可能包括被污染水源是最主要的传染源。口-口和粪-口是其主要传播途径,以口-口传播为主。前者主要通过唾液在母亲至儿童和夫妻之间传播,后者主要通过感染者粪便污染水源传播,儿童和成人均为易感人群。感染性疾病分为传染性和非传染性,因此H.pylori胃炎定义为传染病更为确切。

2.H.pylori相关消化不良 功能性消化不良分2种,一种是与H.pylori感染有关,另一种是与H.pylori感染无关。

3.H.pylori感染与慢性胃炎 H.pylori是革兰阴性菌,微需氧,在体内呈螺旋状,一端有2~6个鞭毛。生长在黏膜表面与黏液层之间。致病的多样性与其能够产生的尿素酶、黏附因子、应激反应蛋白、脂多糖、空泡毒素(VacA)以及细胞毒素相关蛋白(CagA)等毒力因子关系密切。H.pylori虽为非侵袭性病原,但能引起强烈的炎症反应。这是因为H.pylori既能直接刺激免疫细胞,又能直接刺激上皮细胞因子,其产生的细菌产物,如氢等对上皮细胞有直接毒性作用。H.pylori分泌的脂多糖或其他膜蛋白从胃腔表面扩散入黏膜内,引起趋化反应,吞噬细胞的激活及淋巴细胞的增殖引起各种不同类型的慢性胃炎,如浅表性胃炎、弥漫性胃窦炎及多灶性萎缩性胃炎。H.pylori感染引起胃炎的致病机制涉及多种因素和多个环节,是H.pylori的致病因素和宿主免疫应答、炎症反应的综合结果。

H.pylori感染是慢性活动性胃炎的主要病因。80%~95%的慢性活动性胃炎患者胃黏膜中有 H.pylori 感染，H.pylori 相关性胃炎患者 H.pylori 的胃内分布与炎症一致；根除 H.pylori 可使胃黏膜炎症消退，一般中性粒细胞消退较快，淋巴细胞、浆细胞消退需较长时间；志愿者和动物模型已证实 H.pylori 感染可引起慢性胃炎。在结节状胃炎中，H.pylori 的感染率最高可接近100%。该型胃炎多见于年轻女性，胃黏膜病理组织则以大量淋巴滤泡为主。

H.pylori 感染几乎均会引起胃黏膜活动性炎症，长期感染后部分患者可发生胃黏膜萎缩和肠化生；宿主、环境和 H.pylori 因素的协同作用决定了 H.pylori 感染后相关性胃炎的类型和发展。H.pylori 感染几乎均会引起胃黏膜活动性炎症；胃黏膜活动性炎症的存在高度提示 H.pylori 感染。长期 H.ylori 感染所致的炎症、免疫反应可使部分患者发生胃黏膜萎缩和肠化生。H.pylori 相关性慢性胃炎有两种常见类型：全胃炎胃窦为主胃炎和全胃炎胃体为主胃炎。前者胃酸分泌增加，发生十二指肠溃疡的危险性增加；后者胃酸分泌减少，发生胃癌的危险性增加。宿主[如白细胞介素-1B 等细胞因子基因多态性、环境（吸烟、高盐饮食等）]和 H.pylori因素（毒力基因）的协同作用决定了 H.pylori 感染相关性胃炎的类型以及萎缩和肠化生的发生和发展。

4.清除 H.pylori 方案

(1)常用的抗 H.pylori 抗生素

1)阿莫西林：是一种广谱抗生素，对多种革兰阳性和阴性细菌有良好杀灭作用，它作用于细菌的细胞壁，与合成细胞壁的转肽酶发生不可逆的结合，从而使菌壁发生缺陷，致使菌体解体。对 H.pylori 的根除率较高。用药量一般为 500mg/次，4 次/d，2 周为 1 个疗程。不良反应包括恶心、呕吐、腹泻、皮疹，症状较轻微，一般停药后可迅速缓解。

2)甲硝唑和替硝唑：这两种药物多用于治疗阴道滴虫病、阿米巴及某些厌氧菌感染。此类药通过咪唑环减去一个硝基团而形成羟氨衍生物，后者引起细菌 DNA 损伤，最终导致细胞死亡。用药量一般为 400mg/次，3 次/d，7~14 天为 1 个疗程。不良反应包括口腔异味，恶心、腹痛、一过性白细胞降低、头痛、皮疹等，严重者可出现眩晕、共济失调、惊厥等。替硝唑不良反应比甲硝唑小。

3)克拉霉素：是一种大环内酯类抗生素，其抗菌机制是刺激细菌内肽链 tRNA，使其在肽链延长过程中从核糖体（核蛋白体）解离，从而抑制蛋白质合成，导致菌体死亡。本药口服吸收比较好，对胃液的稳定性比红霉素强 100 倍，体内消除半衰期比红霉素长。有与红霉素相似的不良反应，如恶心、腹痛、腹泻、消化不良等，但明显少于红霉素。使用药量一般为 500mg/次。

4)左氧氟沙星:喹诺酮类药物中的一种,具有广谱抗菌作用,抗菌作用强,其作用机制是通过抑制细菌 DNA 旋转酶的活性,阻止细菌 DNA 的合成和复制而导致细菌死亡。对多数肠杆菌科细菌,如大肠埃希菌、克雷伯菌属、变形杆菌属、沙门菌属、志贺菌属和流感嗜血杆菌、嗜肺军团菌、淋病奈瑟菌等革兰阴性菌有较强的抗菌活性。对金黄色葡萄球菌、肺炎链球菌、化脓性链球菌等革兰阳性菌和肺炎支原体、肺炎衣原体也有抗菌作用,但对厌氧菌和肠球菌的作用较差。常用剂量:0.2g/次,2次/d,或 0.1g/次,3次/d。不良反应主要是胃肠道反应,18岁以下儿童慎用。

5)四环素:广谱抑菌剂,高浓度时具杀菌作用,对革兰阳性菌、阴性菌、立克次体、滤过性病毒、螺旋体属乃至原虫类都有很好的抑制作用;对结核菌、变形菌等则无效。其作用机制是与核蛋白体的 30S 亚单位结合,阻止氨酰基-tRNA 进入 A 位,从而阻止核糖核蛋白体结合。口服,成人常用量:一次 0.25~0.5g,每 6 小时 1 次。不良反应主要是牙齿黄染、牙釉质发育不良、龋齿和骨生长抑制,故 8 岁以下小儿不宜用该品。

6)呋喃唑酮:是一种硝基呋喃类抗生素,可用于治疗细菌和原虫引起的痢疾、肠炎、胃溃疡等胃肠道疾患。呋喃唑酮为广谱抗菌药,对常见的革兰阴性菌和阳性菌有抑制作用。口服,成人 0.1g/次,3~4 次/d;常见有恶心、呕吐等肠胃道反应,有时有过敏反应如荨麻疹、药物热及哮喘。孕妇和新生儿禁用。

7)质子泵抑制药:特异性地作用于胃黏膜壁细胞,降低壁细胞中的 H^+-K^+ ATP 酶的活性,从而抑制胃酸分泌,提高抗生素在胃内的活性。通常用于消化性溃疡的治疗,慢性胃炎一般不主张应用。但慢性胃炎伴 H.pylori 阳性者,可用奥美拉唑或其他质子泵抑制药加抗炎药物使用。疗程1~2周,糜烂治愈及 H.pylori 根除率可达到 70%~80%。通常服用剂量:奥美拉唑 20mg,2次/d 或兰素拉唑 30mg,2次/d。不良反应甚轻微,发生率不到1%,较常见的有便秘、腹泻、呕吐、头痛、一过性血浆促胃液素(胃泌素)及转氢酶升高,停药后可恢复。

8)枸橼酸铋钾:是铋剂和枸橼酸的络合盐。目前市场上有多种含铋剂的胃黏膜保护药。其主要成分均有三钾二枸橼酸络合铋。该药中和胃酸的作用弱,对 H.pylori 有杀菌作用,并抑制其产生的尿素酶、蛋白酶和磷脂酶,削弱其致病性,同时对胃黏膜具有保护作用。服用方法为枸橼酸铋钾(胶体次枸橼酸铋)120mg,4次/d 或 240mg,2次/d。仅约 0.2mg 吸收入血,常规用药较安全,疗程最长不要超过 8 周。常见的不良反应为黑便,少数患者出现便秘、恶心、谷丙转氨酶升高、舌苔及牙齿变黑等,不影响治疗,停药后可恢复。

(2)抗 H.pylori 感染的治疗方案:根除 H.pylori 的治疗方案大体上可分为质

子泵抑制剂为基础和胶体铋剂为基础的两大类方案。随着 H.pylori 耐药率的上升,标准三联疗法的根除率已显著下降,不同国家或地区的 H.pylori 耐药率、药物可获得性、经济条件等存在差异,因此根除方案的选择应根据各地不同情况,基于药敏试验结果治疗和经验治疗是抗感染治疗的两种基本策略。定期监测人群抗菌药物耐药率,可为经验治疗抗菌药物的选择提供依据;是否实施基于药敏试验结果的个体化治疗,很大程度上取决于经验治疗的成功率。

1)标准三联疗法:常用质子泵抑制药或铋剂加上甲硝唑、阿莫西林、克拉霉素中的两种,三联疗法的特点是疗程相对较短,10 天或 2 周,方案应用多样,剂量变化较大。但目前由于耐药性的增加,清除率较前下降。

2)四联疗法:目前我国幽门螺杆菌治疗共识和 2014 年日本京都全球共识都推荐经验性铋剂四联疗法。标准剂量铋剂+标准剂量质子泵抑制剂+2 种抗菌药物组成的四联疗法。抗菌药物组成方案有 4 种:①阿莫西林(1000mg/次,2 次/d)+克拉霉素(500mg/次,2 次/d);②阿莫西林(1000mg/次,2 次/d)+左氧氟沙星(500mg/次,1 次/d 或 200mg/次,2 次/d);③阿莫西林(1000mg/次,2 次/d)+呋喃唑酮(100mg/次,2 次/d);④四环素(750mg/次,2 次/d)+甲硝唑(400mg/次,2 次/d 或 3 次/d)或呋喃唑酮(100mg/次,2 次/d)。疗程 10 天或 14 天。标准剂量铋剂(枸橼酸铋钾 220mg/次,2 次/d)+标准剂量质子泵抑制剂(埃索美拉唑 20mg、雷贝拉唑 10mg、奥美拉唑 20mg、兰索拉唑 30mg、泮托拉唑 40mg,2 次/d),餐前半小时服用。

3)补救治疗:选择其中以 1 种方案为初始治疗后失败,可在剩余的方案中任选 1 种进行补救治疗。如果 2 次治疗失败后,需要再次评估根除治疗的风险-获益比,胃 MALT 淋巴瘤、有并发症史的消化性溃疡、有胃癌危险的胃炎(严重全胃炎、胃体为主胃炎或严重萎缩性胃炎等)或有胃癌家族史者,根除 H.pylori 获益较大。方案的选择需要有经验的医生在全面评估已有药物、分析可能失败的原因的基础上精心设计。如有条件,可进行药敏试验,但作用可能有限。

【慢性非萎缩性胃炎】

慢性非萎缩性胃炎也就是既往所说的慢性浅表性胃炎,黏膜以慢性炎性细胞(单个核细胞,主要是淋巴细胞、浆细胞)浸润为主。当胃黏膜在慢性炎性细胞浸润的同时见到急性炎性细胞浸润时称为慢性"活动性"胃炎或慢性胃炎伴活动。

由于多数慢性胃炎患者无任何症状,因此难以获得确切的患病率。估计的慢性胃炎患病率大致与当地人群的 H.pylori 感染率相平行,可能高于或略高于 H.pylori 感染率。H.pylori 感染者几乎均存在慢性胃炎,用血清学方法检测(现症感染或既往感染)阳性者绝大多数存在慢性胃炎。除 H.pylori 感染外,胆汁反流、药物、自身免疫等因素亦可引起慢性胃炎。因此,人群中慢性胃炎的患病率高于或略高于 H.pylori 感染率。

1. 诊断与鉴别诊断

(1)诊断:多数慢性胃炎患者无任何症状,有症状者主要为消化不良,且为非特异性;有无消化不良症状及其严重程度与慢性胃炎的内镜所见和胃黏膜的病理组织学分级无明显相关性。部分慢性胃炎患者可出现上腹痛、饱胀等消化不良的症状。有消化不良症状的慢性胃炎与功能性消化不良患者在临床表现和精神心理状态上无明显差异。有学者发现功能性消化不良患者中85%存在胃炎,且51%合并H.pylori 感染。该比例在不同地区因 H.pylori 感染率不同而异。部分慢性胃炎患者可同时存在胃-食管反流病和消化道动力障碍,尤其在一些老年患者,其下食管括约肌松弛和胃肠道动力障碍尤为突出。

慢性非萎缩性胃炎内镜下可见黏膜红斑、黏膜出血点或斑块、黏膜粗糙伴或不伴水肿、充血、渗出等基本表现。其中糜烂性胃炎分为两种类型,即平坦型和隆起型,前者表现为胃黏膜有单个或多个糜烂灶,其大小从针尖样到直径数厘米不等;后者可见单个或多个疣状、膨大皱襞状或丘疹样隆起,直径5~10mm,顶端可见黏膜缺损或脐样凹陷,中央有糜烂。慢性非萎缩性胃炎的确诊需要病理诊断,黏膜内慢性炎性细胞(单个核细胞,主要是淋巴细胞、浆细胞)浸润为主,无肠化生等萎缩表现。

(2)鉴别诊断

1)功能性消化不良:临床较常见,症状与本病相似,主要是上腹饱胀不适、餐后不适、上腹隐痛等非典型症状。常与情绪状态、睡眠质量等主观因素相关,内镜检查可无黏膜改变。

2)非甾体类抗炎药(NSAIDs)相关化学性胃炎:常发生于服用 NSAIDs 治疗的患者,轻者可无症状,也可出现烧灼感、上腹痛、恶心及呕吐,少数出现消化性溃疡,甚至消化道出血。内镜下可见红斑、糜烂、微出血灶,甚至弥漫性出血及溃疡,特征性病理改变是胃小凹上皮细胞增生,很少或无炎细胞浸润,与本病完全不同。

3)胆汁反流性胃炎:患者出现上腹痛、胆汁性呕吐、消化不良等症状,结合曾行远端胃切除术、胆系疾病史诊断并不困难。但需进一步行内镜及组织学检查,组织病理学改变类似 NSAIDs 相关化学性胃炎。确诊需进行胃内24小时胆红素监测、^{99m}Tc-EHIDA 核素显像等检查。

4)淋巴细胞性胃炎:临床较少见,症状无特异性,主要表现为体重下降、腹痛、恶心及呕吐。常累及胃体黏膜,内镜可以观察到痘疮样病灶、肥大皱襞、糜烂灶,组织学检查可明确诊断。100个胃腺上皮细胞内淋巴细胞浸润超过25个即可诊断。幽门螺杆菌的检出率约占63%,约10%的乳糜泻患者有淋巴细胞性胃炎。

5) 嗜酸性细胞性胃炎:以胃壁嗜酸性细胞浸润为特征,常伴有外周血嗜酸粒细胞升高。病变可浸润至胃壁黏膜、黏膜下、肌层以及浆膜。病因不甚明确,50%的患者有个人或家族过敏史(如哮喘、过敏性鼻炎、荨麻疹),部分患者症状可由某些特殊食物引起。血中IgE水平增高,被认为是外源性或内源性过敏源造成的变态反应所致。临床表现多样,无特异性,主要有腹痛、恶心、呕吐、腹泻,少数出现腹膜炎、腹水等。诊断依据:①进食特殊食物后出现胃肠道症状;②外周血嗜酸粒细胞升高。镜下活检证实胃壁嗜酸性细胞明显增多。

2.治疗　对胃镜下无异常、活组织检查也无活动性病变的患者,不少研究者认为暂时可不予治疗。而有消化不良症状,活检为慢性活动性胃炎,有明显的肠上皮化生或异型增生或胃镜检查黏膜异常者,应予以治疗,及时根除H.pylori,大多数抗菌药物在胃内低pH值环境中活性低和不能穿透黏液层到达细菌,因此H.pylori不易根除。迄今为止,尚无单一药物能有效根除H.pylori产生耐药性,因而发展了将抑制胃酸分泌药、抗生素或起协同作用的胶体铋剂联合应用的治疗策略。

(1) 抗H.pylori治疗:见H.pylori胃炎治疗部分。

(2) 促动力药:可促进胃排空,调节胃-幽门-十二指肠运动协调,如甲氧氯普胺、多潘立酮、西沙必利、伊托必利等。

1) 甲氧氯普胺:主要作用于中枢神经和胃肠道系统。可增强食管下端括约肌张力,防止胃内容物反流;增强胃和食管的蠕动,促进胃排空;促进幽门和十二指肠的扩张,加速食物通过。此外,甲氧氯普胺是一种中枢多巴胺受体拮抗药,具有止吐及镇静作用,其主要的不良反应见于中枢神经系统,用药过大时会出现锥体外系反应。口服:5～10mg,3次/d,饭前0.5小时;肌注:10～20mg/次。

2) 多潘立酮(吗丁啉):是一种外周多巴胺受体拮抗药,这是与甲氧氯普胺的不同点。多潘立酮能增加食管下端括约肌的张力,促进胃排空、止吐,其不良反应较轻,不引起锥体外系症状。服用方法:10mg,3次/d,饭前0.5小时,口服。

3) 枸橼酸莫沙必利(加斯清):其为近年来引入我国应用逐渐广泛的药物,对整个胃肠道包括食管至肛门均有促进作用,其作用是选择性5-HT$_4$受体激动药,促进乙酰胆碱的释放,产生消化道促动力作用。服用方法:10mg,3次/d,饭前0.5小时,口服。

4) 盐酸伊托必利(为力苏):本品具有多巴胺D$_2$受体拮抗活性和乙酰胆碱酯酶

抑制活性,通过两者的协同作用发挥胃肠促动力作用。由于拮抗多巴胺 D_2 受体活性的作用,因此,尚有一定抗呕吐作用。为力苏用于因胃肠动力学减慢引起的消化吸收不良症状,包括上腹部饱胀感、上腹痛、食欲减退、恶心和呕吐等症状,如功能性消化不良、食管反流病、慢性胃炎等。服用方法:成人每次 50mg,3 次/d,餐前口服。根据患者年龄和症状可相应调整剂量。若用药 2 周后症状改善不明显,宜停药。

(3)胃黏膜保护药:目前常用的药物有铝碳酸镁、硫糖铝、枸橼酸铋钾和前列腺素类药物米索前列醇。

硫糖铝是含有 8 个硫酸根的蔗糖硫酸酯铝盐,为无味的白色粉末。硫酸铝保护胃黏膜具有如下作用:①胃黏膜保护性屏障:硫糖铝在酸性胃液中解离为 $Al_2(OH)_5^+$ 和八硫酸蔗糖复合物,后者形成一种黏稠的多聚体,可与损害的胃黏膜表面带有正电荷的蛋白质相结合而形成一层保护膜,覆盖于病灶表面,阻止胃酸、胃蛋白酶等损害因素的进一步侵袭,有益于炎症黏膜上皮细胞的修复和再生。②促进黏液和碳酸氢盐的释放。硫糖铝能够使胃黏液分泌增多,黏液的疏水性增强。此外,硫糖铝还能促进胃体及胃窦黏膜分泌碳酸氢盐。③吸附作用:胃蛋白酶和胆汁酸都是胃黏膜的侵袭因素,硫糖铝能与胃蛋白酶及胆盐相结合,起到吸附作用,减少损害因素的作用。④增加胃黏膜血流量,促进前列腺素 E 的合成和分泌,与表皮生长因子和成纤维生长因子相结合,聚集损伤黏膜处,促进黏膜的修复。剂量为每次 1g,4 次/d,其他枸橼酸铋钾 120mg,4 次/d,或 240mg,2 次/d,不但可以杀灭幽门螺杆菌,还有胃黏膜保护作用,与蛋白质结合成网状结构附着在胃黏膜表面,防止胃酸和胃蛋白酶的侵袭,它还可以抑制胃蛋白酶活性、增加前列腺素的合成、吸附胆酸。米索前列醇具有抑制胃酸分泌,增加胃黏液和碳酸氢盐分泌,增加胃黏膜血流的作用。

【慢性萎缩性胃炎】

慢性萎缩性胃炎是指胃黏膜的固有腺体(幽门腺或胃底腺)的数目减少、消失或腺管长度缩短、黏膜厚度变薄的一种慢性胃炎。胃黏膜萎缩分为单纯性萎缩和化生性萎缩,即肠化生也属于萎缩。根据萎缩性胃炎发生的部位结合血清壁细胞抗体,将慢性萎缩性胃炎分为 A 型(胃体炎、壁细胞抗体阳性)及 B 型(胃窦炎、壁细胞抗体阴性)。目前多数人认为引起胃壁黏膜萎缩的主要原因是幽门螺杆菌的感染。

1.诊断与鉴别诊断

(1)诊断:临床症状无特异性,常见上腹胀、隐痛、嗳气等消化不良症状,可伴有贫血。

1)内镜下特征:病变最先从胃窦部小弯侧开始,沿胃小弯逐渐向上发展,呈倒"V"字形,萎缩灶逐渐融合,最后整个胃黏膜可被化生的黏膜所取代。由于萎缩性胃炎是灶性分布,活检需要多点进行,从胃窦、移行部、胃体小弯及大弯侧、前后壁侧各取一块,至少应从胃窦、胃体大弯及小弯、移行部、贲门部的小弯侧各取一块,以防漏诊,并了解萎缩的范围。

2)病理:主要特点为多发分布的萎缩、化生及炎症灶。这种多灶性萎缩性胃炎是慢性萎缩性胃炎最常见的形式。早期的病灶集中于胃窦,胃体也可受累但数量少、程度轻,H.pylori的持续感染是其进展到萎缩性胃炎的重要因素。肠化生是萎缩性胃炎的常见病变。肠化上皮由吸收细胞、杯状细胞及潘氏细胞等正常肠黏膜成分构成。根据细胞形态及分泌黏液类型分为小肠型完全肠化生、小肠型不完全肠化生、大肠型完全肠化生和大肠型不完全肠化生。Whithcad将萎缩性胃炎分三度:①轻度:为只有1~2组腺管消失;②重度:为全部消失或仅留1~2组腺管;③中度:则介于两者之间。也有人根据萎缩的程度将其分为3级:①轻度:固有腺的萎缩不超过原有腺体1/3,大部分腺体保留,黏膜层结构基本完整。②中度:萎缩的固有腺占腺体1/3~2/3,残留的腺体分布不规则,黏膜层结构紊乱、变薄。③重度:2/3以上的固有腺萎缩或消失,仅残留少量散在的腺体,或萎缩部被增生和化生的腺体所替代,黏膜层变薄,结构明显紊乱。

(2)鉴别诊断

1)淋巴细胞性胃炎:临床较少见,症状无特异性,主要表现为体重下降、腹痛、恶心及呕吐,常累及胃体黏膜,内镜可以观察到痘疮样病灶、肥大皱襞、糜烂灶。明确诊断靠组织学检查,100个胃腺上皮细胞内淋巴细胞浸润超过25个即可诊断。

2)嗜酸粒细胞性胃炎:以胃壁嗜酸性细胞浸润为特征,常伴有外周血嗜酸粒细胞升高,病变可浸润至胃壁黏膜、黏膜下、肌层以及浆膜。病因不甚明确,50%的患者有个人或家族过敏史(如哮喘、过敏性鼻炎、荨麻疹),部分患者症状可由某些特殊食物引起,血中IgE水平增高,被认为是外源性或内源性过敏源造成的变态反应所致。临床表现多样,无特异性,主要有腹痛、恶心、呕吐、腹泻,少数出现腹膜炎、腹水等。诊断依据:①进食特殊食物后出现胃肠道症状;②外周血嗜酸粒细胞升高;③内镜下活检证实胃壁嗜酸粒细胞明显增多。

3)胆汁反流性胃炎:患者出现上腹痛、胆汁性呕吐、消化不良等症状,可有胃切除术和胆系疾病史。其组织病理学改变与萎缩性胃炎不同,较少有炎性细胞浸润。确诊需进行胃内24小时胆红素监测、^{99m}Tc-EHIDA核素显像等检查。

4)消化性溃疡:发病也与食物、环境危险因素及 H.pylori 感染有关,可有腹痛、反酸、恶心、呕吐等消化道症状,病史较长。但溃疡病的腹痛多呈节律性、慢性周期性、季节性,发病年龄较萎缩性胃炎更早一些,常合并出现上消化道出血、幽门梗阻及穿孔。确诊需在胃镜下发现典型的溃疡病灶。

2.治疗

(1)抗 H.pylori 治疗:见 H.pylori 胃炎部分。

(2)胃酸低或缺乏:可给予稀盐酸每次 5~10ml、胃蛋白酶合剂每次 5~10ml,或复方消化酶胶囊(商品名达吉)1~2 粒,3 次/d。复方消化酶含有包括胃蛋白酶在内的 6 种消化酶,并含熊去氧胆酸,故该药除了可用于治疗慢性萎缩性胃炎胃酸低或缺乏造成的消化不良之外,还能促进胆汁分泌,增强胰酶活性,促进脂肪和脂肪酸的分解,带动脂溶性维生素的吸收。恶性贫血患者注意补充营养,给予高蛋白质饮食,补充维生素 C,必要时予以铁剂。

(3)胃酸不低而疼痛较明显:可服制酸解痉剂。应用制酸药可以提高胃内 pH 值,降低 H^+ 浓度,减轻 H^+ 对胃黏膜的损害及 H^+ 的反弥散程度,从而为胃黏膜的炎症修复创造有利的局部环境。同时,低酸又可以促进促胃液素释放,促胃液素具有胃黏膜营养作用,促进胃黏膜细胞的增殖和修复。依患者的病情选择质子泵抑制药(包括奥美拉唑、兰索拉唑、雷贝拉唑、埃索美拉唑等)。

(4)胃黏膜保护药:主要作用就是增强胃黏膜屏障功能,增强胃黏膜抵御损害因素的能力。按其作用机制及药物成分,有以下几类:①硫糖铝:1g,3 次/d。②三钾二枸橼酸络合铋:是铋剂和枸橼酸的络合盐,该药主要是在局部起到黏膜保护作用,并有杀灭 H.pylori 的作用,240mg,2 次/d。③前列腺素类药物:前列腺素(PG)是体内广泛存在的自体活性物质。PG 对胃的作用主要表现为 PGE 和 PGI 均抑制胃酸的基础分泌和受刺激后的分泌;PGE 对胃黏膜具有保护作用,包括促进黏液及重碳酸盐的合成和分泌,增进黏膜血流量及细胞修复等。此外,PG 对人体其他系统如循环系统、血液系统等均有作用。用于胃炎治疗的前列腺素包括恩前列腺素、罗沙前列腺素、米索前列醇等。目前,只有米索前列醇用于临床。④替普瑞酮:亦称施维舒,其功能为促进胃黏膜微粒体中糖脂质中间体的生物合成,促使胃黏膜及胃黏液的主要防御因子高分子糖蛋白和磷脂增加,提高胃黏膜的防御功能,并能促使胃黏膜损伤愈合。该药对胃黏膜的保护作用可能有如下机制:增加局部内源性 PG 的生成,尤其可以促进 PGE 的合成,防止非甾体类消炎药所引的胃黏膜损害;增加黏液表面层大分子糖蛋白,维持黏液层和黏液屏障的结构和功能;能有效地增加胃黏膜血流，促使胃黏膜损害的修复。该药用药量为50mg,3次/d,饭后30分钟内服。该药可出现头痛、恶心、便秘、腹胀等不良反应,有的出现皮肤瘙痒、皮疹,丙氨酸转氨酶和天冬氨酸转氨酶可轻度上升等,停药后即能恢复正常。⑤依安欣:新型胃黏膜保护药,是一种有机锌化合物,化学名称醋氨己酸锌。它通过增加胃黏膜血流量,促进胃黏膜分泌,促进细胞再生,稳定细胞膜,对胃黏膜具有保护作用;⑥谷氨酰胺:其主要成分为L谷氨酰胺。谷氨酰胺是人体内最丰富的游离氨基酸,其对维护体内多种器官的功能起重要作用。研究表明,L谷氨酰胺对胃黏膜有明显的保护作用,其机制尚不完全清楚。有报道认为,它可以促进黏蛋白的生物合成,使胃黏液量增多。此外,谷氨酰胺还有促进胃黏膜细胞增殖的作用。其代表药物为麦滋林和国产的自维。药物的不良反应有恶心、呕吐、便秘、腹泻及腹痛。

(5)胃肠激素类:目前已发现的数十种胃肠激素中,有一些对胃黏膜具有明显增强作用及防御功能:①表皮生长因子:分布于涎腺、十二指肠Brnnner腺、胰腺等组织。在胃肠道的主要作用为抑制胃酸分泌和促进胃肠黏膜细胞增生、修复。此外,在胃肠激素族中,转化生长因子α、成纤维细胞生长因子、神经降压素、降钙素基因相关肽、蛙皮素等有胃黏膜保护效应,在增强胃黏膜防御功能方面具有重要作用。②生长抑素:主要由胃黏膜D细胞分泌,也分布于中枢神经系统及胃肠道和胰腺等多种组织中。

(6)中医中药治疗:对胃炎的治疗历史悠久,采用辨证施治的治疗取得了良好的治疗效果,在临床应用中较为广泛。某些中成药如增生平等对防止肠化生和不典型增生的加重有一定意义。

(7)外科手术:只限于下列指征者:①活检有中度以上不典型上皮增生。②胃镜下有局限性灰白、糜烂、隆起或凹陷,而不能排除不典型增生和早期胃癌者。③合并顽固性或多次复发的胃溃疡者,可能为癌前病变。④多次合并上消化道出血,出血多因黏膜糜烂引起,糜烂性病变易致癌变。⑤胃大部切除术后残端胃炎并有明显胆汁反流者。可做胃空肠Roux-en-Y吻合术,吻合口距胃-空肠吻合口至少长达50cm,以避免胆汁反流。

因有癌变可能,故对有大肠不完全肠化、不典型增生的H.pylori阳性的患者,应积极根除H.pylori,应每6~12个月定期进行胃镜复查,及时了解病变发展情况。

第三节 消化性溃疡

一、概述

消化性溃疡(PU),是指在各种致病因子的作用下,黏膜发生的炎症与坏死性病变,病变深达黏膜肌层,常发生于胃酸分泌有关的消化道黏膜,其中以胃、十二指肠最为常见,包括胃溃疡(GU)及十二指肠溃疡(DU),是一种常见病、多发病,总发病率约占人口总数的10%~20%。但在不同国家、地区,其发病率有较大差异。20~50岁为高发年龄,10岁以下、60岁以上较少见。男女比例为(2~5):1,PU与GU比例为3:1。

PU病的发病机制主要与胃十二指肠黏膜的损害因素和黏膜自身防御-修复因素之间失平衡有关。黏膜防御因子包括黏液/碳酸氢盐屏障、黏膜屏障、黏膜血流、细胞更新、前列腺素、表皮生长因子等。黏膜损害因素包括胃酸、胃蛋白酶、胃泌素、Hp感染、酒精、胆汁酸、吸烟、卵磷脂、非甾体消炎药物等。正常情况下,防御因子与损害因素处于平衡状态,因此不发生溃疡病。当防御因子减弱或损害因素增强,这种平衡被打破,易发生GU或PU。

GU和DU在发病机制上有所不同,前者主要是自身防御-修复因素的减弱,而后者主要是侵袭因素的增强。近20余年的研究和临床资料充分证明了幽门螺杆菌感染是PU的主要病因,但最终形成均由于胃酸和胃蛋白酶自身消化所致。

1.胃酸在PU病的发病中起重要作用-现代医学对PU认识的第1次飞跃 1910年Schwartz提出"无酸、无溃疡"的概念,这是对消化性溃疡病因认识的起点,也是消化性溃疡治疗的理论基础之一,是现代医学对PU认识的第1次飞跃。PU的最终形成是由于胃酸胃蛋白酶自身消化所致,而胃蛋白酶的活性受到胃酸制约,胃酸的存在是溃疡发生的决定因素。许多PU患者都存在基础酸排量(BAO)、夜间酸分泌、五肽胃泌素刺激的最大酸排量、十二指肠酸负荷等增高的情况。GU患者往往存在胃排空障碍,食物在胃内潴留促进胃窦部分分泌胃泌素,从而引起胃酸分泌增加。

2.幽门螺杆菌感染为PU病最重要的发病原因之一-现代医学对PU认识的第2次飞跃 幽门螺杆菌(Hp)感染是损害胃十二指肠黏膜屏障导致PU形成的最常见病因。1983年Warren、Marshell发现,并提出无Hp、无溃疡,成为现代医学对PU认识的第二次飞跃。1990年悉尼会议命名为Hp。1994年洛杉矶会议,明确为致病菌。其致病能力取决于引起组织损伤的毒力因子、宿主遗传易感性和环境因素。消化性溃疡患者中 Hp 感染率高，Hp 是慢性胃窦炎主要病因，几乎所有 DU 均有慢性胃窦炎，大多数 GU 是在慢性胃窦炎基础上发生的。大量临床研究已证实，90%以上的 PU，80%～90%GU 患者存在 Hp 感染，而根除 Hp 后溃疡复发率明显下降。由此认为 Hp 感染是导致 PU 病的主要病因之一。

Hp 的毒力包括空泡毒素（VacA）蛋白、细胞毒素相关基因（CagA）蛋白、鞭毛的动力、黏附因子、脂多糖、尿素酶、蛋白水解酶、磷脂酶 A 和过氧化氢酶等。Hp 依靠其毒力因子的作用，在胃型黏膜（胃黏膜和有胃窦化生的十二指肠黏膜）定居繁殖，诱发局部炎症和免疫反应，损害局部黏膜的防御-修复机制，同时也可通过侵袭因素的增强而致病。不同部位的 Hp 感染引起溃疡的机制有所不同。以胃窦部感染为主的患者中，Hp 通过抑制 D 细胞活性，从而导致高胃泌素血症，引起胃酸分泌增加。同时，Hp 也可直接作用于肠嗜铬样细胞（ECL 细胞），后者释放组胺引起壁细胞分泌增加，这种胃窦部的高酸状态易诱发 PU。在以胃体部感染为主的患者中，Hp 直接作用于泌酸细胞，引起胃酸分泌减少，过低的胃酸状态易诱发胃腺癌。Hp 感染者中仅 15% 发生消化性溃疡病，说明除细菌毒力外，遗传易感性也发挥一定的作用，研究发现，一些细胞因子的遗传多态性与 Hp 感染引发的 PU 病密切相关。

3.NSAIDs 仍是 PU 病的主要致病因素之一，而且在上消化道出血中起重要作用　NSAIDs 和阿司匹林等药物应用日趋广泛，常作用于抗炎镇痛、风湿性疾病、骨关节炎、心血管疾病等，然而其具有多种不良反应。流行病学调查显示，在服用 NSAIDs 的人群中，15%～30% 可患 PU 病，其中 GU 发生率为 12%～30%，十二指肠发生率为 2%～19%。NSAIDs 使溃疡出血、穿孔等并发症发生的危险性增加 4～6 倍，而老年人中，PU 病及并发症发生率和死亡率均与 NSAIDs 有关。NSAIDs 溃疡发生的危险性除与所服的 NSAIDs 种类、剂量大小、疗程长短有关外，还与患者年龄（大于 60 岁）、Hp 感染、吸烟及合并使用糖皮质激素药物或抗凝剂、伴心血管疾病或肾病等因素有关。

4.其他　药物，如糖皮质激素药物、抗肿瘤药物和抗凝药的使用也诱发 PU 病，也是上消化道出血不可忽视的原因之一。遗传因素，精神因素（应激、焦虑等），胃十二指肠运动异常（PU 时胃排空加快，GU 时胃排空延缓和十二指肠胃反流），吸烟等因素在 PU 病的发生中也起一定的作用。

二、诊断

病史中典型的周期性和节律性上腹痛是诊断的主要线索,确诊靠内镜检查和X线钡餐检查。

(一)临床表现

典型的 PU 有慢性、周期性、节律性上腹痛的特点:①慢性过程呈反复发作,病史可达几年甚至十几年;②发作呈周期性、季节性(秋季、冬春之交发病),可因精神情绪不良或服 NSAIDs 诱发;③发作时上腹痛呈节律性。中上腹痛、反酸是 PU 病的典型症状。

腹痛发生与餐后时间的关系认为是鉴别胃与 PU 病的临床依据。GU 的疼痛特点为:"进食→疼痛→舒适";十二指肠球部溃疡的特点为:"疼痛→进食→舒适"、"疼痛-进食-缓解"及"夜间痛"是 PU 重要诊断线索。PU 体征缺乏特异性。

(二)相关检查

1.胃镜检查及胃黏膜活组织检查　胃镜检查与 X 线钡餐检查可相互补充,胃镜检查是 PU 检查的金标准。内镜检查多为圆或椭圆形直径多小于 1cm 边缘整齐的溃疡,底部充满灰黄色或白色渗出物,周围黏膜充血,水肿,皱襞向溃疡集中。胃镜检查过程中应注意溃疡的部位、形态、大小、深度、病期及溃疡周围黏膜的情况,可发现 X 检查难以发现的表浅溃疡及愈合期溃疡,并可对溃疡进行分期(活动期,愈合期,瘢痕期),结合直视下黏膜活检及刷检,对判断溃疡的良、恶性有较大的价值。

(1)活动期:A1 期:溃疡的苔厚而污秽,周围黏膜肿胀,无黏膜皱襞集中。A2 期:溃疡苔厚而清洁,溃疡四周出现上皮再生所形成的红晕,周围黏膜肿胀而逐渐消失,开始出现向溃疡集中的黏膜皱襞。

(2)愈合期:愈合期的特征为溃疡苔变薄,溃疡缩小,四周有上皮再生形成的红晕,并有黏膜皱襞向溃疡集中,H1 与 H2 的区别在于后者溃疡已接近完全愈合,但仍有少许薄白苔残留。

(3)瘢痕期:S1:溃疡苔消失,中央充血,瘢痕呈红色,又称红色瘢痕期。S2:红色完全消失,又称白色瘢痕期。溃疡治疗理想的愈合指标。必须指出,溃疡的形态改变对病变性质的鉴别都没有绝对界限,因此,对 GU 应常规进行活组织检查,对不典型或难愈合溃疡,要分析其原因,必要时行超声内镜检查或黏膜大块活检,以明确诊断。

2.X 线钡餐检查　适用于对胃镜检查有禁忌或不愿意接受胃镜检查者(在 PU

的诊断,良、恶性溃疡的鉴别诊断的准确性方面,胃镜检查优于X线钡餐检查)。直接征象——龛影;间接征象——局部压痛,十二指肠球部激惹,球部畸形,胃大弯侧痉挛性切迹。

3.Hp感染的检测 对消化性溃疡病鼓励常规进行尿素酶试验或核素标记C呼气等试验,以明确是否存在Hp感染。其他检测方法包括血清抗Hp抗体检查,聚合酶链反应(PCR)测定Hp-DNA,细菌培养(金标准)。

4.胃液分析和血清胃泌素测定 疑有Zollinger-Ellison综合征时作鉴别诊断用。

三、鉴别诊断

1.功能性消化不良 多见于青年妇女,检查可完全正常或只有轻度胃炎,与消化性溃疡的鉴别有赖于X线和胃镜检查。

2.慢性胆囊炎和胆石症 疼痛与进食油腻食物有关,疼痛位于右上腹,并放射至背部,莫菲征阳性,症状不典型者需借助B超检查或内镜下逆行胆道造影检查。

3.胃癌 X线内镜活组织病理检查,恶性溃疡。龛影多大于2.5cm位于胃腔之内,边缘不整,周围胃壁强直,结节状,有融合中断现象;内镜下恶性溃疡形状不规则,底凹凸不平,污秽苔边缘呈结节状隆起。

四、并发症

1.上消化道出血 为本病最常见的并发症,其发生率约为20%~25%,也是上消化道出血的最常见原因。临床表现为呕血及黑便,如出血量大,可出现头晕、心悸、出汗、血压下降、昏厥,甚至休克。

2.穿孔 急性穿孔-急性腹膜炎(前壁多见);慢性穿孔-穿透性溃疡;亚急性穿孔-局限性腹膜炎(后壁多见)。

3.幽门梗阻 幽门炎症水肿和幽门痉挛-急性,暂时性梗阻;幽门瘢痕收缩-慢性,持久性梗阻。

4.癌变 GU可发生癌变,故需要定期复查胃镜及病理。而PU则不会发生癌变。

五、治疗

(一)治疗目的

1.近期目标 缓解症状。

2.阶段性目标(DU 6周;GU 8周)　愈合溃疡,强调治疗后胃镜复查。

3.中长期目标　预防并发症。

4.预防复发　3种维持治疗方案(正规维持治疗、间断全剂量治疗、按需短程治疗)。

(二)治疗

PU病是自愈性疾病,在针对可能的病因治疗同时,要注意饮食、休息等一般治疗。在PU病活动期,要注意休息,减少不必要的活动,避免刺激性饮食,但无需少量多餐,每日正餐即可。

PU的内科治疗主要是药物治疗。目前治疗PU的疗法是在传统的酸中和、酸抑制、保护并促进溃疡面愈合、调节胃动力等基础上与抗菌药物联用。近年来,随着医疗科技工作者对胃壁细胞的泌酸功能和胃黏膜防御功能的深入研究,近十多年来由于新型胃酸抑制剂的不断出现,如 H_2 受体抑制剂、PPI(奥美拉唑、兰索拉唑、泮托拉唑、雷贝拉唑等)等,几乎所有的PU(恶性溃疡除外)都可经药物治愈。其中对单纯的溃疡来说,作用于壁细胞的抗胃酸分泌药和防御因子增强药已成为治疗的主要药物;而对由Hp感染引起的PU,则必须同时应用抗Hp药物。

1.抗酸药　目前,公认胃内pH值维持在3.5~4.0以上是满意的溃疡愈合环境和必备的治疗条件。因此,抑制胃酸分泌,提高胃内pH值,是PU治疗的基础。抗酸药可以和盐酸作用生成盐和水,从而使胃酸度减低。目前常使用含铝、碳酸钙及碳酸镁的复方制剂。有研究表明,含铝等的抗酸剂能保护胃黏膜免受各种攻击因子的损伤,使胃黏膜释放前列腺素增加起到促使溃疡愈合的作用。抗酸剂目前主要用作溃疡治疗的辅助用药。

2.H_2 受体拮抗剂(H_2RA)　H_2RA有助于缓解PU病腹痛、反酸等症状,促进溃疡愈合。H_2RA可以特异性地与壁细胞膜上的 H_2 受体结合而阻断组织胺与 H_2 受体结合,从而发挥较强的抑制胃壁细胞分泌盐酸的作用,能拮抗胃泌素和乙酰胆碱受体刺激的胃酸分泌,对应激性溃疡和上消化道出血也有明显疗效。目前应用于临床的共有三代 H_2RA,即第一代的西咪替丁,第二代的雷尼替丁,第三代的法莫替丁、罗沙替丁、尼扎替丁等。不同的 H_2RA抑制胃酸的程度不同。H_2RA治疗溃疡最初主张分次口服,近年来则多主张睡前一次服用,疗效与前者相仿,这是因为夜间胃酸分泌多,对PU的发生有重要关系,从而能发挥最大效果,且这种夜间适度抑酸,干扰胃肠生理功能较小,不影响患者的正常生活。H_2RA治疗溃疡,其溃疡愈合率低于PPI,内镜下溃疡愈合率在65%~85%。H_2RA的副作用较小,发生率小于3%。不良反应有白细胞减少,GPT增高,男性性功能障碍和乳房增大,以及困倦、迟钝、定向障碍、幻觉、躁动等精神症状。其中第二代、第三代相对第一代 H_2RA 的副作用要小得多。

3.质子泵抑制剂(PPI)　PPI是治疗酸相关性溃疡的首选药物。其特点为作用快、持续时间长、抑酸效果好。与 H_2RA 相比较,PPI通过抑制胃酸的最后分泌过程,抑制胃酸作用更强,可使溃疡愈合时间缩短$1/3\sim1/2$。PPI为苯并咪唑的衍生物,能迅速穿过胃壁细胞膜,聚积在强酸性分泌小管中,转化为次磺胺类化合物,后者可与壁细胞分泌小管和囊泡内 H^+-K^+-ATP酶(又称质子泵)结合,使其不可逆地失去活性,使壁细胞内的 H^+ 不能移到胃腔中,从而阻滞胃酸的最后分泌过程。胃内酸度降低与溃疡愈合有直接的关系。如果抑制胃酸分泌,使胃内pH值升高大于3,每天维持$18\sim20$小时,则可使几乎所有PU在4周内愈合。PU病治疗通常采用标准剂量的PPI,每日1次,早餐前半小时服药。治疗PU疗程为4周,GU为$6\sim8$周,通常内镜下溃疡愈合率均在90%以上。PPI与抗Hp抗生素联合应用,可明显提高Hp的根治率。PPI发展较快,其第一代(奥美拉唑)药动学和药效学存在一定的缺陷。奥美拉唑的血药浓度与给药剂量呈非线性关系,在不同患者中具有明显差异,导致了该药对不同患者临床抑酸疗效的差异。给药时间、食物和抗酸药的存在均对第一代PPI的药效影响较明显。而第二代(兰索拉唑、尼扎拉唑),第三代(雷贝拉唑)PPI这方面的影响较小。另外,第一代PPI还存在起效较慢,只有在多次给药后才能发挥最大的抑酸作用。此外,还存在着某些局限性,如促进愈合和症状缓解作用不稳定、胃排空延迟、壁细胞肿胀及给药后有明显的胃酸高峰等,影响了相关疾病的治疗效果。

近年来问世的新一代PPI雷贝拉唑,已在不同程度上克服了原有同类产品的某些缺陷。其主要特点有:①临床抑酸效果好;②抑酸作用起效快;③昼夜均可维持较高的抑酸水平;④疗效确切,个体差异小;⑤与其他药物之间无相互影响;⑥副作用小。新一代PPI与第一代PPI比较,能够更强、更快地发挥抑酸作用。

对NSAIDs溃疡的预防及治疗应首选PPI,通过它高效抑制胃酸分泌作用,显著改善患者的胃肠道症状、预防消化道出血、提高胃黏膜对NSAIDs的耐受性等作用,并能促进溃疡愈合。PPI疗程与剂量同消化性溃疡病。H_2RA 仅能预防NSAIDs PU的发生,但不能预防NSAIDs GU的发生。

PPI治疗中存在的问题:①长期抑酸导致黏膜增殖旺盛,有可能发展为高胃泌素血症;②动物实验有可能发生类癌样变,但人类如何尚不清楚;③长期应用使胃处于无酸状态,有利于胃内细菌繁殖,有亚硝酸胺等致癌物质增加的危险;④治疗原则是恢复胃的正常功能,过度抑酸处于非生理状态,因此认为,使用PPI治疗一般疗程不宜太长,剂量不宜太大。此外,类似药物还有潘托拉唑、拉贝拉唑等。

4.根除 Hp 的药物治疗　根除 Hp 应为 PU 病的基本治疗,它是溃疡愈合及预防复发的有效防治措施。Hp 与 PU 的发生与预后密切相关,且有证据显示 Hp 感染与胃体、胃窦腺癌相关联。对 Hp 阳性的胃及 PU,无论是初发还是复发,应全部接受 Hp 的根除治疗。理想的 Hp 根除方案应符合安全、有效(根除率>90%)、简便、经济的标准。目前推荐的各类根除 Hp 治疗方案中最常用的是以 PPI 为基础的三联治疗方案(PPI、阿莫西林、克拉霉素),三种药物均采用常规剂量,疗程 7～14 天。Hp 根除率在 70%～90%,为提高根除率,在治疗 PU 病时建议采用 10 天疗法。1994 年 4 月,中华医学会消化病学会 Hp 专题共识会的推荐方案如下:

(1)质子泵抑制剂(PPI)+两种抗生素:①PPI 标准剂量+克拉霉素 0.5g+阿莫西林 1.0g,均 bid×1 周。②PPI 标准剂量+阿莫西林 1.0g+甲硝唑 0.4g,bid×1 周。③PPI 标准剂量+克拉霉素 0.25g+甲硝唑 0.4g,均 bid×1 周。

(2)铋剂+两种抗生素:①铋剂标准剂量+阿莫西林 0.5g+甲硝唑 0.4g,均 bid×1 周。②铋剂标准剂量+四环素 0.5g+甲硝唑 0.4g,均 bid×1 周。③铋剂标准剂量+克拉霉素 0.25g+甲硝唑 0.4g,均 bid×1 周。

(3)其他方案:雷尼替丁枸橼酸钠(RBC)0.4g 替代推荐方案①的 PPI 或 H_2 受体拮抗剂(H_2RA)或 PPI+推荐方案②组成四联疗法,疗程 1 周。

近年来,Hp 耐药率迅速上升,甲硝唑为 30% 以上,克拉霉素 5%～10%,常导致 Hp 清除失败。对于首次根除失败者,应采用二、三线方案进行治疗。二、三线方案常用四联疗法,可根据既往用药情况并联合药敏试验,采取补救治疗措施 PPI+2 种抗生素(如呋喃唑酮、左氧氟沙星等)。

中华医学会消化病学会 Hp 学组"第三次全国幽门螺杆菌感染若干问题共识意见"。会议推荐治疗方案以桐城的共识意见为基础,借鉴了欧洲 Maastricht 的意见,并且许多方案是以我国的多中心随机研究为依据,方案的制定严格的遵照循证医学的原则,加入了近年来 Hp 研究新进展:如鉴于甲硝唑耐药率普遍增高,PPI 三联疗法随着时间的变迁 Hp 的根除率越来越低,为了达到一个理想的 Hp 根除率,防止继发耐药,建议 PPI 三联+铋剂的四联疗法可以用于一线治疗。推荐在补救治疗中加入呋喃唑酮、喹诺酮类抗生素,对于反复治疗失败的患者建议进行药物敏感试验。

序贯疗法治疗 Hp 感染具有疗效高、耐受性和依从性好等优点。目前推荐的序贯疗法为 10 天:前 5 天,PPI+阿莫西林,后 5 天,PPI+克拉霉素+替硝唑;或前 5 天,PPI+克拉霉素,后 5 天,PPI+阿莫西林+呋喃唑酮。据报道序贯疗法有效率达90%以上,且对耐药菌株根除率较其他方案为高。但对序贯疗法国内仍需积累更多的临床经验。

5.黏膜保护剂　PU的愈合质量,要求愈合溃疡的瘢痕较厚,黏膜腺体结构较为正常,腺体间结缔组织较少。良好的愈合质量是预防溃疡复发的重要先决条件之一,为保证消化性溃疡的愈合质量,在根除Hp和抑酸的同时应给予黏膜保护剂,此类药物多有中和胃酸和促进黏膜自身防御-修复因素的作用。联合应用黏膜保护剂可提高PU病的愈合质量,有助于减少溃疡的复发率。主要有硫糖铝、铝碳酸镁、胶体铋、麦滋林、替普瑞酮和前列腺素类等药物。

(1)硫糖铝:是一种含有8个硫酸根的蔗糖铝盐,其主要作用是口服后在酸性环境中,离子化形成硫酸蔗糖复合阴离子,紧密黏附在溃疡基底带正电荷的坏死组织的蛋白上,形成一层保护膜,阻止胃酸和胃蛋白酶对溃疡的消化作用,与胆盐和胃蛋白酶结合,降低其对黏膜的损伤作用,促进黏液和碳酸氢盐的分泌,增加黏液屏障,促进局部前列腺素的合成和释放,增加表皮生长因子的分泌,改善黏膜血流而起到保护黏膜的作用。常用剂量为10ml/次,3/d,餐前口服。长期服用可出现便秘。

(2)铝碳酸镁:可覆盖溃疡形成保护膜、增加碳酸氢盐及黏液糖蛋白分泌、促进前列腺素释放、增加胃黏膜血流、清除氧自由基系统、增加EGF及bFGF释放,该药物尚有抗酸及吸附胆汁酸盐的作用,更适合伴有胆汁反流的患者。

(3)胶体铋:胶体次枸橼酸铋是氢氧化铋和枸橼酸的络合盐。其主要作用是在酸性环境下形成不溶性铋盐,覆盖于溃疡表面,阻断胃酸、胃蛋白酶的侵袭作用,促进前列腺素的合成并延缓其降解,刺激黏液和碳酸氢盐的分泌并增加黏膜血流量,可使表皮生长因子聚集于溃疡部位,促进愈合,杀灭Hp。因CBS含有铋剂,不宜长期服用。

(4)麦滋林:有效成分为L-谷氨酰胺,是从卷心菜中分离出的氨基酸,作用为促进前列腺素合成、营养胃黏膜、促进细胞增殖。不良反应偶有GPT升高、颜面潮红、便秘、腹泻等。

(5)替普瑞酮:为萜的衍生物,作用为促进胃黏液分泌、促进黏液糖蛋白及磷脂的合成、促进前列腺素合成、改善胃黏膜血流量,有时有便秘、腹泻、肝脏GPT升高、胆固醇升高、头痛等。

6.药物维持治疗　PU维持治疗的目的是:①预防和减少复发;②有效地控制或改善症状;③预防出现并发症。有临床观察提示,十二指肠球部溃疡经抗溃疡药物短期治疗后,给予或不给予持续性维持治疗,溃疡复发率差别很大。在药物选择上,凡是对溃疡病治疗有效的药物均可用于维持治疗。而最常用的为 H_2 受体拮抗剂及 PPI 维持治疗方式为:①连续性维持治疗,即溃疡愈合后每日半量服药;②间歇全程给药,即出现症状给 4~8 周的全量治疗;③症状性自我疗法,症状出现时给药,症状消失即停药。以连续性维持治疗疗法最常用。根除 Hp 后,溃疡复发率显著低于但用抑酸剂治疗组和未根除治疗组,提示 Hp 是导致溃疡复发的主要因素,这其中包括未进行 Hp 根除治疗和根除治疗后 Hp 再次转为阳性,后者包括再燃和再感染两种可能。近年来多个研究表明,再燃可能是 Hp 感染复发的主要因素,应对 Hp 再次进行根除治疗。长期服用 NSAIDs 是导致消化性溃疡病复发的另一重要因素,如因原发的病情需要不能停药者,可更换环氧合酶(COX)-2 抑制剂,并同时服用 PPI。

7.NSAIDs 溃疡的治疗 对 NSAIDs 溃疡的预防及治疗应首选 PPI,通过它高效抑制胃酸分泌作用,显著改善患者的胃肠道症状、预防消化道出血、提高胃黏膜对 NSAIDs 的耐受性等作用,并能促进溃疡愈合。PPI 疗程与剂量同消化性溃疡病。H_2RA 仅能预防 NSAIDsPU 的发生,但不能预防 NSAIDsGU 的发生。

第四节 胃癌

胃癌是指源于胃黏膜上皮细胞的恶性肿瘤,主要是胃腺癌。据世界卫生组织公布的报告,世界胃癌年发病率为 13.86/10 万,男性中,胃癌的发病率和死亡率均占恶性肿瘤的第二位。我国是胃癌的高发区,胃癌年患病率和死亡率均是世界平均水平的 2 倍多。我国胃癌男性发病率和死亡率一直居各种肿瘤发病与死亡的首位。

胃癌分为早期和进展期两种,早期胃癌是指癌组织浸润仅达黏膜层和黏膜下层,进展期指癌组织浸润已达肌层或更深层。

【诊断标准】

1.临床表现

(1)发病年龄及性别:胃癌可发生于任何年龄,但以 40~60 岁多发,男女之比约为 2∶1。

(2)症状:早期胃癌无特异性临床症状,进展期胃癌以体重下降、上腹部不适或疼痛为最常见。肿瘤位于贲门部可以出现吞咽困难,位于胃窦部可引起呕吐。其他还有食欲不振、消化道出血、乏力、早饱等。

(3)体征:早期胃癌无任何体征。中晚期胃癌以上腹压痛最常见,部分患者可触及上腹肿块,可有贫血、肝肿大、黄疸、腹腔积液、左锁骨上淋巴结肿大。

2.辅助检查

(1)常规及生化检查:早期胃癌常无特殊表现,胃液及大便潜血的检测可以为发现消化道肿瘤提供线索;胃液酸度检测约有65%胃癌患者呈现胃酸缺乏。进展期胃癌常可出现贫血,肝功能异常。

(2)肿瘤标志物检测:如胃液胎儿硫糖蛋白、血液或胃液癌胚抗原、K-ras基因、P53等,但目前尚未发现对胃癌诊断有特异性价值的指标,还不能作为常规诊断的必需项目。

(3)胃镜检查:胃镜检查是胃癌尤其是早期胃癌诊断的主要手段。为了更早地发现胃癌,对有胃部症状或有胃癌家族史或患有胃的癌前疾病者均应尽早或定期行胃镜检查。内镜下活检进行病理学检查,可确定细胞分化程度和组织细胞分型。如胃镜检查与病理组织学诊断不符,应尽早复查胃镜并活检。

(4)X线钡餐检查:采用气钡双重对比技术检查胃癌仍是目前诊断胃癌的重要方法之一,但如发现恶性胃小区改变或恶性溃疡征象而不能确诊,或发现肿块性病变或浸润性病变或巨大胃皱襞等,均必须行胃镜检查并取活检行病理组织学检查确诊。

(5)B型超声诊断:口服对比剂,用B超探头对胃进行检查有一定意义,其效果在进展期胃癌更明显。

(6)CT及MRI检查:可发现胃壁增厚、腔内肿块、胃腔狭窄等胃癌的基本征象,观察胃癌的转移征象是其主要作用之一。

【治疗原则】

1.手术治疗 胃癌一旦确诊应尽早手术切除为宜,手术仍是目前治愈胃癌的主要手段。

2.辅助化疗

(1)术前化疗:外科手术前的新辅助化疗以缩小原发灶增加根治切除的可能性。术前1周给予1~2种抗癌药,如5-FU 1000mg静脉注射,每日1次,连续3~5日。

(2)术中化疗:手术过程中行局部动脉插管,一次性足量灌注化疗药物以提高手术切除率。

(3)术后化疗:是根治胃癌最常用的方法,用于清除隐匿性转移灶以防止复发。化疗于术后3~4周内开始为宜,可根据患者身体条件行单一或联合化疗。

(4)联合化疗:是失去手术切除机会的晚期胃癌患者重要的治疗方法,常选用的化疗药物有奥沙利铂、氟尿嘧啶(5-FU)、顺铂、表柔比星、多西他赛、阿霉素、丝裂霉素；而替吉奥、卡培他滨是能口服的 5-FU 衍生物，可用来替代 5-FU，可单药口服，或与其他药物如顺铂或奥沙利铂等联合使用。

3.放射治疗　胃癌对放疗的敏感性较差，一般效果不理想，不单独使用。主要是手术中对肿瘤及暴露组织等进行照射。

4.免疫治疗　免疫治疗是肿瘤生物治疗的一种，但到目前为止尚无理想的免疫治疗方法应用于临床，仍是手术、化疗和放疗的辅助治疗方法。

5.内镜治疗

(1)早期胃癌的内镜治疗：胃镜下切除早期癌，包括胃黏膜切除术、黏膜下剥离术、激光治疗、光动力治疗、微波治疗、局部注药治疗。

1)黏膜切除术(EMR)：EMR 治疗早期胃癌的适应证是：黏膜层早癌；高分化腺癌；小于 20mm 的Ⅱa(表面隆起型)；小于 10mm 的Ⅱb(表面平坦型)，没有溃疡形成或溃疡瘢痕的Ⅱc(表面凹陷型)。EMR 特别适用于年老、体弱等不适合或不能耐受外科手术者。

2)黏膜下剥离术(ESD)：是在 EMR 基础上发展而来的新技术。2004 年日本胃癌协会提出了 ESD 治疗早期胃癌的扩大适应证：肿瘤直径≤20mm，无合并溃疡的未分化型黏膜内癌；不论病灶大小，无合并溃疡的分化良好的黏膜内癌；肿瘤直径≤30mm，合并溃疡的分化良好的黏膜内癌；肿瘤直径≤30mm，无合并溃疡的分化良好的黏膜下 SM1 癌。

3)其他：早期胃癌的治疗还可采用内镜下注射纯乙醇方法，使病灶缩小、局限、纤维化，亦可采用内镜微波凝固或激光治疗，其缺点是无术后病理组织学检查评价治疗效果。早期胃癌患者除行必要的内镜或手术治疗外，如幽门螺杆菌(Hp)阳性，亦应行有效的 Hp 根除治疗。

(2)晚期胃癌内镜治疗：晚期胃癌行内镜下激光或电凝烧灼使肿瘤组织脱落可暂时缓解梗阻症状，但由于肿瘤生长迅速，常需几周内重复。位于贲门部的晚期癌，亦可放置膨胀型支架以缓解患者梗阻症状并能进食维持营养。

第五节　十二指肠炎

十二指肠炎是一种常见病，系由各种原因所致的急性或慢性十二指肠黏膜的炎症变化。本病可单独存在，也可与其他疾病如胃炎、消化性溃疡(PU)、胆道结石、胆囊炎、慢性胰腺炎、寄生虫感染等合并存在，临床上并无特征性症状。

一、流行病学

由于上消化道内镜检查及十二指肠黏膜活组织检查技术的临床应用,十二指肠炎的诊断日趋增多,国外报道其内镜检出率可达 6%～41%,国内报道为 21.2%～30.1%。炎症多发生在球部。男性多于女性,约为 4:1。发病年龄以青年居多,达 80%以上。近十余年来,随着 PPI 和 Hp 根除治疗的临床应用,十二指肠炎和消化性溃疡发病率分别显著下降为 12.6%(95% CI 14.5～10.7)和 2.9% (95% CI 4.5～1.3)。

二、病因与发病机制

十二指肠炎可分原发性和继发性两种。原发性也称非特异性十二指肠炎,属一种独立疾病。一般所指的十二指肠炎乃属此型。原发性十二指肠炎的病因和发病机制尚不十分清楚。刺激性食物、药物、饮酒、放射线照射、应激及微血管改变等均可引起此病。有人认为胃酸过多是本病的原因,但有人观察十二指肠炎患者胃酸正常,因而反对这种看法。十二指肠炎常伴有慢性浅表性胃炎、萎缩性胃炎,可能与某些慢性胃炎病因相同。近年来随着人们对 Hp 研究的深入,发现 Hp 与十二指肠炎关系极为密切。Steer 用扫描电镜观察了 14 例组织学正常的十二指肠黏膜,无一例 Hp 感染。Jonstion 研究发现 39 例活动性十二指肠炎中 36 例(92%)十二指肠有 Hp 感染。国内也有学者发现组织学正常的十二指肠黏膜、胃窦及十二指肠均未发现 Hp 感染。重度十二指肠炎十二指肠 Hp 检出率为 78%,明显高于中度和轻度十二指肠炎患者,证明十二指肠 Hp 感染与十二指肠炎的程度密切相关。同时还发现十二指肠 Hp 阳性的患者,均有不同程度的胃上皮化生。Hp 致十二指肠炎的机制可能是十二指肠黏膜出现胃上皮化生,而 Hp 即寄居于化生的胃上皮上,继而直接或间接释放毒素破坏胃上皮,导致炎症发生。

继发性十二指肠炎也称特异性十二指肠炎,是一组由各种特异性病因引起的十二指肠炎,包括刺激性食物、饮酒、药物、放射性照射、应激和微血管改变,以及黏膜对正常胃酸抵抗力下降,均可能诱发十二指肠炎,如感染、脑血管疾病及心肌梗死引起的出血性十二指肠炎、门静脉高压、心力衰竭等,其他如肝炎、胰腺及胆道疾病,由于局部压迫或蔓延,引起十二指肠供血障碍等,进而导致十二指肠炎症。由此可见,本病是一种多病因的疾病,病因和发病机制皆存在差异。

三、病理

十二指肠炎可引起绒毛、黏膜肌层以至全层的病理损害,依据十二指肠黏膜炎症程度、浸润深度、组织学上可将本病分为三型:

1. 浅表型 此型最常见,占 50%～80%,炎症仅限于绒毛,呈圆钝、变短或畸形,上皮细胞常有退化现象,细胞趋于扁平,胞质出现空泡,核染色质稀疏或固缩,刷状缘变薄以至消失。绒毛间区充满炎症细胞并有充血及小出血灶。极少有糜烂,黏膜肌层与十二指肠腺一般正常。

2. 间质型 炎症细胞浸润主要见于接近黏膜肌层的肠腺隐窝,有时涉及整个黏膜固有层,伴有淋巴滤泡及嗜银细胞增生。

3. 萎缩型 黏膜层变薄,绒毛显示不同程度的萎缩、变平和间隙消失。常有重度的上皮细胞退行性变,并见大片脱落,从而呈现糜烂。肠腺减少甚至消失。杯状细胞、黏液细胞及嗜银纤维增生,黏膜肌层断裂、增生,肌纤维有退行性变。固有层有广泛细胞浸润,主要为淋巴细胞、浆细胞,并有淋巴滤泡增生。有时被覆上皮可被胃上皮化生部分或全部取代。

四、临床表现

本病症状缺乏特异性,可有上腹疼痛、反酸、嗳气、恶心、呕吐等消化不良症状。糜烂性十二指肠炎时亦可出现上消化道出血,有时是唯一临床表现,部分患者甚至反复发生黑粪和(或)呕血而需输血治疗。症状规律性可与十二指肠溃疡相似:空腹痛、夜间痛、进食或服用制酸药可缓解。亦有无任何症状者。因其症状和体征无特异性,与其他胃病如消化性溃疡、慢性胃炎等不易鉴别。

五、诊断与鉴别诊断

十二指肠炎的诊断主要依靠内镜检查。X 线钡剂造影对本病诊断阳性率不高,一般呈现十二指肠部激惹现象,排空加速,黏膜皱襞增粗而不规则,有时可呈小息肉样充盈缺损。这些征象可能系黏膜炎症引起的反射性黏膜肌层张力与运动失常所致。气钡双重造影能显示较明显的糜烂性病灶,对十二指肠炎的诊断有一定价值。十二指肠炎多发生于球部,内镜下的表现可有:黏膜粗糙、颗粒感,或有增生的小结节或息肉样隆起;绒毛模糊不清;充血、水肿、糜烂,霜斑样糜烂比较多见;有出血点或片状出血;皱襞粗大,黏膜下有血管显露,球部变形等。因病变程度轻重不同,其表现常有很大差别。目前十二指肠炎尚无统一的内镜分类法,Faivre 等将其分为5型。①红斑型:黏膜呈亮桔红色;②糜烂型:黏膜脆,有浅表溃疡形成;③粗大皱襞型:注气后粗大皱襞不消失;④多发假息肉型:黏膜有多发红色、中心凹陷的疣状物;⑤萎缩型:黏膜苍白,无皱襞。Fontan等将其分为浅表型、糜烂型及多发假息肉型3型。Gelzayd等分为结节红斑型及糜烂型。张善身将其分为4型。①浅表型:黏膜充血水肿,红白相间;②出血、糜烂型;③萎缩型:黏膜苍白,黏膜下血管显露;④增生型:黏膜粗糙不平,有颗粒形成或小结节样增生。亦可参照慢性胃炎的分类法,将其分为浅表型、萎缩型和增生型。Joffe等根据十二指肠炎的严重程度将其分为5级。0级:正常十二指肠黏膜;1级:黏膜水肿,皱襞增厚;2级:黏膜发红(包括接触出血);3级:点状出血;4级:糜烂,常伴点状出血,即"椒盐征"或"香肠样"十二指肠,也有人描述为"霜斑样"糜烂。有时内镜发现异常而组织学检查为正常黏膜,这可能是检查操作及吸引对十二指肠黏膜引起的损伤,亦有内镜发现正常而组织学所见异常者,因此,应结合内镜与活组织检查两方面的资料方可确定诊断。该病需与消化性溃疡、慢性胃炎、十二指肠腺增生及结核和克罗恩病等引起的十二指肠病变相鉴别,尤其是十二指肠溃疡等。因症状无特异性,主要靠内镜检查和直视下取黏膜活检进行鉴别。胃液分析和十二指肠引流液分析对鉴别诊断亦有一定帮助。

六、治疗

十二指肠炎的治疗与十二指肠溃疡大致相同,主要包括应用降低胃内酸度的药物、增强黏膜抵抗力的药物和根除Hp的药物。

(一)抑酸治疗

目前临床上常用的抑酸剂有H_2RA和PPI两大类。目前常用的H_2受体拮抗剂有3种,分别为西咪替丁、雷尼替丁、法莫替丁、尼扎替丁或罗沙替丁。一般西咪替丁800mg/d、雷尼替丁300mg/d、法莫替丁40mg/d、尼扎替丁300mg/d,罗沙替丁150mg/d,分2次服;用于维持治疗时剂量减半,晚睡前顿服。PPI作用于壁细胞胃酸分泌终末步骤中的关键酶——H^+-K^+-ATP酶,使其不可逆地失去活性,导致壁细胞内的H^+不能转移至胃腔中而抑制胃酸分泌。待新的H^+-K^+-ATP酶生成时,壁细胞才恢复泌酸功能。因此PPI抑制胃酸分泌作用比H_2受体拮抗剂更强,而且作用持久。目前临床常用PPI分别为奥美拉唑、兰索拉唑、泮托拉唑和雷贝拉唑、埃索美拉唑,一般为每天一次口服,剂量为奥美拉唑20mg、兰索拉唑30mg、泮托拉唑40mg、雷贝拉唑10mg、埃索美拉唑40mg。

(二)保护胃十二指肠黏膜治疗

胃十二指肠黏膜除了经常接触高浓度胃酸外,还受到胃蛋白酶、微生物(Hp等)、胆盐、乙醇、药物和其他有害物质的侵袭。但在正常情况下,胃十二指肠黏膜能够抵御这些侵袭因素的损害作用,维护黏膜的完整性。这是因为胃十二指肠黏膜具有一系列防御和修复机制,包括黏液/重碳酸盐屏障、黏膜屏障、黏膜血流量、细胞更新、损伤的急性愈合、前列腺素和 EGF 等。

目前常用的胃黏膜保护剂主要有三种,即硫糖铝、枸橼酸铋钾和前列腺素类药物米索前列醇。

1.**硫糖铝** 作用机制主要与其黏附覆盖在糜烂溃疡面上阻止胃酸、胃蛋白酶继续侵袭、促进内源性前列腺素合成和刺激 EGF 分泌等有关。硫糖铝不良反应小,便秘是其主要不良反应。

2.**枸橼酸铋钾** 除了具有硫糖铝类似的作用机制外,尚有较强的抗 Hp 作用。短期服用枸橼酸铋钾者除了舌发黑外,很少出现不良反应;为避免铋在体内过量积蓄,不宜连续长期服用。

3.**米索前列醇** 商品名为喜克溃,具有抑制胃酸分泌、增加胃十二指肠黏膜黏液/碳酸氢盐分泌和增加黏膜血流的作用。腹泻是其主要不良反应,前列腺素可引起子宫收缩,孕妇忌服。

(三)根除 Hp 治疗

Hp 感染是十二指肠炎的主要病因,要消除十二指肠炎,就必须根除 Hp。Hp 感染改变了黏膜侵袭因素与防御因素之间的平衡。Hp 凭借其毒力因子的作用,在胃型黏膜(胃和有胃化生的十二指肠)定植,诱发局部炎症和免疫反应,损害局部黏膜的防御/修复机制;另一方面,Hp 感染可增加促胃液素和胃酸的分泌,增强了侵袭因素。这两方面的协同作用造成了胃十二指肠黏膜损害。根除 Hp 的治疗方案大体上可分为 PPI 为基础的方案和铋剂为基础的方案两大类。在 PPI 或铋剂的基础上加上克拉霉素、阿莫西林、甲硝唑(或替硝唑)3 种抗生素中的 2 种,组成三联疗法,可用呋喃唑酮替代甲硝唑。具体方案如下:

1.PPI 为基础的方案

方案 1:标准剂量 PPI,阿莫西林 1500~2000mg/d,甲硝唑 800mg/d 或呋喃唑酮 200mg/d,分 2 次服,疗程 7~14 天。

方案 2:标准剂量 PPI,克拉霉素 500~1000mg/d,阿莫西林 2000mg 或甲硝唑 800mg 或呋喃唑酮 200mg/d,分 2 次服,疗程 7 天。

标准剂量 PPI 指奥美拉唑 40mg/d、兰索拉唑 60mg/d、泮托拉唑 80mg/d 或雷贝拉唑 20mg/d、埃索美拉唑 40mg/d。

2.铋剂为基础的方案

方案 1:枸橼酸铋钾 480mg/d,四环素(或阿莫西林)1000~2000mg/d,甲硝唑 800mg/d 或替硝唑 1000mg/d,分 2 次或 4 次服,疗程 14 天。

方案 2:枸橼酸铋钾 480mg/d,克拉霉素 500mg/d,甲硝唑 800mg/d 或呋喃唑酮 200mg/d,分 2 次服,疗程 7 天。

3.其他方案

(1)上述包含 PPI 的方案中,可用 H_2RA 替代 PPI。

(2)PPI 或 H_2 受体拮抗剂+铋剂为基础的方案组成四联疗法。

(3)雷尼替丁枸橼酸铋(RBC)+两种抗生素。

第六节 克罗恩病

炎症性肠病(IBD)包括溃疡性结肠炎(UC)和克罗恩病(CD),其病因及发病机制至今尚未完全明确。克罗恩病是一种原因不明的胃肠道慢性非特异性肉芽肿性炎症,病因迄今未明。可侵及从口腔到肛门的消化道任何部分,以远端小肠和结肠最常累及,常可伴发不同形式的肠外表现。本病于 1932 年由 Crohn、Ginzberg 和 Oppenheimer 最早描述而命名。曾分别命名为"局限性肠炎"、"末端性回肠炎"、"肉芽肿性肠炎"、"节段性肠炎"等,1973 年 WHO 将其定名为 Crohn 病。2000 年全国炎症性肠病学术研讨会上,正式确定其译名为克罗恩病。该病病程缓慢,其病理特征为胃肠道的纵行性溃疡、沟裂、非干酪性肉芽肿性全壁炎、纤维化和淋巴管阻塞。病变呈跳跃式或节段性分布。主要临床表现为:下腹痛及腹泻,可出现肝脾肿大、关节炎、皮疹、虹膜炎、杵状指等肠外表现。手术后的复发率高。

一、流行病学

我国 CD 发病率及患病率低于欧美国家,同时也低于韩国、日本等其他亚洲国家。CD 在欧美国家平均年发病率(3.74~14.6)/105 人,患病率(13.7~198.5)/105 人,对我国内地 1950~2007 年 CD 住院患者进行分析,初步估算出这 55 年来我国 CD 总体发病率及患病率分别为 0.848/105 人和 2.29/105 人,大多数分布在我国的北部、东部、南部地区。虽然如此,但近几十年也一直呈上升趋势。中国文献在 15 年期间报告 143511 人炎症性肠病患者(溃疡 140120、克罗恩病 3391)后 5 年比前 5 年增加 8.5 倍。

研究认为CD发病率呈双峰分布,在20～39岁达到第一个高峰,在60～79岁达到第二个较小的高峰。西方国家多数报道以女性为多,男女比例1:(1.46～1.6)。亚洲地区报道并不一致,男性患者发病率更高,男女之比为(1.4～2.9):1。

二、病因和发病机制

到目前为止,克罗恩病病因仍不明确。目前遗传易感性、感染因素、特定的环境因素和免疫因素的相互作用被认为可能参与CD的发病。

1.基因易感性 传统的流行病学研究及家系研究提示炎症性肠病具有遗传易感性。不同种族的人群对CD的易感性不同,CD的发病多有家族聚集现象,双生子患者及同一家族多个患者在患病部位、临床表现,甚至包括肠外表现都存在着高度的一致性。这些都说明遗传因素不仅决定着疾病的易感性,同时也决定着疾病的临床特征。随着系统基因组扫描和候选基因关联研究等主要研究方法的开展,已经发现一些同源染色体上的易感基因区,根据发现及报道它们的时间先后,这些基因区被重命名为IBD 1-9。此外还有染色体2、3、7、9及X等IBD的易感区域相继被发现。在此基础上,采用基因结构微卫星定位和候选基因研究方法,首先发现位于IBD1的NOD2/CARD15基因是CD的易感基因,为研究CD的遗传和免疫机制提供了强有力的证据。NOD2/CARD15基因位于16q12,编码NOD2/CARD15蛋白。此蛋白是调节细胞凋亡的超家族CED4/APAFL的成员,在单核细胞中表达,其C端富含亮氨酸的重复区域(LRR),可诱导核因子κB(NF-κB)激活、介导细胞凋亡以及影响肠道先天性防御因子如小肠潘氏细胞防御素的表达。NOD2基因的3020 insC发生移码突变,使LRR区域发生Leu1007氨基酸互换,终止密码子提前,最后的33个氨基酸缺失,NF-κB活性减弱,宿主对肠道细菌产物先天性免疫反应减弱,继发免疫过度激活,导致CD发生。上述现象在德国、荷兰及英国等人群中均得到验证,但在日本、韩国、中国香港中未能发现。研究表明,CARD15突变与回肠病变的易感性相关,CARD15双突变携带者的另一明显特点是年轻发病。由于末端回肠内含有大量潘氏细胞,以及CARD15主要在潘氏细胞内表达,解释了CARD15突变为何有选择性地与回肠克罗恩病相关联的特点。此后,其他的易感基因也陆续被发现,并被其他学者证实,如IBD5、IL-23R及ATG16L1等。IBD5座位上的SLC22A4和SLC22A5基因分别编码有机阳离子转运体1(OCTN)和OCTN2蛋白。两者均有介导维生素Bt(肉毒碱)和一大组阳离子的运输功能。SLC22A4第9外显子有C1672T错义置换,导致跨膜区的一个氨基酸发生替换(L503F)。SLC22A5启动子区有一个G207C互换,破坏了距启动子上游207bp的热休克转录因子结合元件。这两种变化均可产生不良生物学效应。Newman等在加拿大人群中证实SLC22A-TC与CARD15疾病易感性等位基因具有相互联系的作用,共同增加克罗恩病危险及克罗恩病回肠型病变。美国IBD多中心协作研究显示IL-23R基因多态性与CD和UC相关。以上说明了CD是一个涉及多个基因的复杂疾病,且基因组变异可影响疾病易感性及临床表现型。

2.肠道微生态环境与宿主黏膜防御功能的失衡　正常生理状态下,肠道内含有近500种细菌,成人肠道菌群主要集中在结肠和末端小肠,在诸多细菌共存情况下,不同菌种之间的拮抗作用,宿主与细菌之间借助对营养物质的吸收和利用,在消化道中形成相互作用的关系,维系着消化道微生物生态系统的平衡。同时肠道在接触大量食物和消除病原微生物的过程中,其黏膜防御体系起了重大作用,肠黏膜防御体系包括表皮屏障(防御素、肽类生长因子、肠细胞间的紧密连接等)、天然免疫和获得性免疫,可以监视病原微生物和抗原分子,而且还能激发适度的免疫反应。至今尚未发现特异的细菌与IBD的发病相关,也未发现特征性的肠道菌群的变化。随着现代微生物学的发展以及对肠道细菌与IBD研究的进展,人们逐渐认识到单一强调致病菌的作用似乎并不能完全解释IBD发病的原因。现在认为,肠道细菌与宿主黏膜免疫防御能力的失衡可能是导致IBD的重要因素。低下的自然免疫导致黏膜屏障对肠道细菌的反应不足,微生态失调能促进侵袭性病原微生物的生长,便于细菌通过肠黏膜屏障,引起肠上皮屏障通透性增高。使肠道内源性菌群产生的某些产物,如脂多糖、多糖甘肽复合物、甲基蛋氨酰寡肽等,作为炎症刺激物激活肠黏膜巨噬细胞、淋巴细胞,释放各种炎症因子,肠腔内的抗原被识别后通过一些抗原呈递细胞的加工、修饰及运输后最终递交给效应炎性细胞,并使其激活,肠道局部免疫稳态被打破,免疫细胞的不恰当激活对不能被识别的自身抗原攻击导致持续的炎症,致CD发病。这种假说有以下几种证据支持:①大多数炎症发生在肠腔细菌浓度最高的区域,广谱抗生素能改善慢性肠道炎症,对粪流进行外科转移手术能预防疾病复发。②虽然肠道慢性炎症发病机制各不相同,但许多IBD动物模型如白介素IL-10、IL-2基因敲除小鼠和HLAB27转基因大鼠都有一个共同特点:这些动物模型在有菌环境中发生实验性结肠炎,在无菌环境中则不发生。③研究显示CD患者肠黏膜通透性显著高于正常对照者,且肠黏膜防御素缺乏或诱导缺陷。

3.免疫功能紊乱　效应T细胞的活化是肠黏膜免疫及其后续炎症的起点。外周T细胞亚群中,已明确$CD4^+$T细胞是导致肠黏膜炎症的主要效应细胞。$CD4^+$T细胞获得充分的活化信号后,通过不同的分化途径获得特定生物学功能。由于产生的细胞因子和其生物功能不同,可分为 Th1 和 Th2 细胞 2 个亚群。Th17 细胞是不同于前两类的另一种 T 辅助细胞,活化后主要分泌 IL-17、IL-21、IL-22 等细胞因子而发挥调控免疫反应的作用。近年来研究显示,调节性 T 细胞(Treg)在炎症性肠病的免疫调控方面也起着重要作用。已有证据表明,IBD 的发生与 Th1/Th2 亚群失衡介导、调节功能的 T 细胞群体 Treg 细胞数量及功能异常的免疫反应异常有关。

　　CD 主要是 Th1 免疫反应介导的炎症反应。$CD4^+$ T 细胞在 IL-12 的作用下极化为 Th1 并分泌 IFN-γ 介导肠黏膜炎症,此类结肠炎体内存在高水平的 IFN-γ、IL-2 等细胞因子,故为 Th1 型炎症。一般而言,CD 的炎症特征在肉眼和光镜水平下与 Th1 介导的黏膜炎症模型相似。IL-12 在 Th 极化为 Th1 中起到了关键作用,单核巨噬细胞针对细菌、细菌产物或寄生虫反应是 IL-12 的主要来源,如 CD 患者病灶原位巨噬细胞产生大量的 IL-12,而 UC 患者则无此现象。且活化的 $CD4^+$ T 细胞主要分泌 IFN-γ,但产生 IL-4 的 T 细胞很少。与健康人比较,CD 患者的炎症损伤处分离的巨噬细胞体外产生的 IL-12 增加,而 UC 患者产生的 IL-12 则减少。IL-23 是新发现的促进 T 细胞向 Th1 极化的细胞因子,由于 IL-23 与 IL-12 共用了一个亚单位 p40,故二者之间具有相似的生物学作用,但在刺激 Th1 记忆细胞方面 IL-23 比 IL-12 更为有效,因此 IL-23 主要是起到维持 Th1 介导的炎症反应的作用。最近发现 IL-21 也有助于 CD 患者的 Th1 反应的建立过程。

　　Th17 细胞活化后主要分泌 IL-17、IL-21 等细胞因子。IL-17 在炎症性疾病如 IBD 中发挥重要的致炎作用,且 IL-17 的特性取决于病程的急慢性、Th1/Th2 的极化特点及 Th17 在局部抑或整体浸润等因素。IL-17 作用于效应细胞上的 IL-17R 后激活 TAK1 激酶/TRAF6 连接酶,再通过 NF-κB 通路激活下游其他炎性因子的转录表达。IL-21 可激活 NK 细胞并促进 Th17 细胞的分化与增殖,它还可以与 Th1 细胞表面的受体 IL-21R 结合,通过 JAK1/3 通路激活 STAT4 致 Th1 活化增殖。而阻断 IL-21R 可使 STAT4、Tbet、IFN-γ 表达下降。IL-21 亦可激活巨噬细胞炎性蛋白-3a(MIP-3a),促进巨噬细胞分泌炎性介质,加重炎症反应,与 TNF-α、IL-1 协同激活成纤维细胞表面上的 IL-21R,促使其分泌基质金属蛋白酶(MMP),致肠道慢性纤维化炎症。Seiderer 等对 499 例 CD 患者及 216 例 UC 患者检测发现,前者肠黏膜病变区域 IL-17 表达升高,而后者则缺乏类似表现。

　　调节性 T 细胞被认为是一类能产生免疫抑制作用的相对独立的 T 细胞亚群,通过细胞-细胞间直接接触和释放 IL-10、TGF-β 等细胞因子抑制自身反应性 T 细胞的增殖活化,可抑制其他 Th 细胞如 Th1、Th2 和 Th17,维持自身免疫耐受。

$CD4^+CD25^+$ Treg 细胞由原始 Th 细胞在抗原呈递细胞分泌的 TGF-p 和维 A 酸的作用下,激活转录因子 FOXp3 而分化出来。活化的 Xp3 还可抑制 RORγt,从而防止 Th17 分化;当 IL-23R 存在持续表达时,原始 Th 细胞则向 Th17 分化。Treg 可通过接触抑制 Th1、Th2,亦可通过分泌 TGF-β、IL-10 产生广泛非特异性的抑炎作用。动物实验模型表明,给 T 细胞缺陷的小鼠注入不含有 $CD4^+CD25^+$ Treg 的幼稚 T 细胞,可诱发其对肠道共生菌群的高反应性,导致严重的自身免疫性结肠炎的发生,输入全 T 细胞则可抑制这类炎症反应。提示 $CD4^+CD25^+$ Treg 细胞的免疫抑制效应是发病的主要调节因素,在维持肠道免疫平衡中起了重要作用。在肠道局部免疫状态稳定时,Treg 可与 IL-23、IL-22 等共同维持肠上皮黏膜屏障的完整。而当 Treg 功能紊乱和调节缺陷时,肠黏膜局部就会产生持续的炎症反应,这也可能是 IBD 的发病机制之一。

细胞因子是机体的免疫细胞、非免疫细胞合成分泌的具有广泛生物学活性的小分子多肽,在免疫系统中起着重要的调控作用。在 CD 发病机制的关键性细胞因子中,TNF-α 的重要性很早就得到重视。TNF-α 在 IBD 中使内皮细胞表达黏附分子,从而使各种细胞如单核巨噬细胞、淋巴细胞、中性粒细胞等更容易聚集在炎症局部,刺激各种炎症介质产生,导致组织水肿并激活凝血系统,诱导肉芽肿生长,最终产生一系列组织黏膜的损伤、坏死。基于此理论,CD 的靶向治疗药物英夫利昔得以应用。

4.其他因素　以往在环境因素的研究中,发现了一些可能与 IBD 发生有关的因素,如吸烟、饮食、心理和社会因素等,其中吸烟与 IBD 的关系已得到证实。吸烟可以影响细胞和体液免疫,增加结肠黏膜的分泌,并减少结肠的蠕动,有预防罹患 UC 的作用,但能促进 CD 的发展。此外,精神因素似乎与克罗恩病的发病也有一定关系。

三、病理

克罗恩病可侵犯消化道任何部位,但主要侵犯肠道,且多种病理改变合并存在。小肠及结肠同时受累者占 50%~62%,单纯侵犯小肠者占 29.0%~31.7%,结肠单独发病者较少,占 6.6%~19.0%,侵犯其他部位者,西方国家统计占 3.20%,国内统计占 25.24%。其病理特点是全肠壁炎、节段或跳跃式分布,即肠管病变为非连续性,在病变肠段之间有正常肠管。

1.大体病理

(1)黏膜溃疡:病变早期为细小的针头状或圆形的表浅溃疡,呈匍行性,不连续。较大者边界清楚，基底白色，如鹅口疮样溃疡。近一步发展为狭长而深入肠壁的纵行溃疡，即形成克罗恩病的一个重要特征——裂沟。

(2)肠管狭窄：局部肠管僵硬、狭窄，短者呈环状狭窄，长者呈管状改变。狭窄部位可单个或多个不等。

(3)肠黏膜的改变：约1/4的病例肠黏膜呈铺路石状，系由于纵行溃疡之间相互交错，以及溃疡愈合后瘢痕收缩，使局部凸凹不平，凸出的黏膜下层高度充血、水肿、淋巴组织增生，使黏膜呈结节样隆起如"铺路石"状。

2.组织病理

(1)节段性全肠壁炎：黏膜层、黏膜下层和浆膜层均有炎性病变，有淋巴细胞聚集，可见生发中心。淋巴细胞聚集的部位与血管和扩张的淋巴管密切相关。浆膜层的淋巴细胞聚集，可形成玫瑰花环，也可见到浆细胞、多核细胞和嗜酸粒细胞。黏膜层可见到陷窝脓肿。

(2)非干酪性肉芽肿：多见于早期克罗恩病患者。见于50%~70%的肠段、25%的肠黏膜淋巴结。肉芽肿由上皮样细胞和巨噬细胞组成，中心无干酪性坏死。肉芽肿常很不典型，可见于肠壁全层，尤以黏膜下层和浆膜层最易出现。非干酪样肉芽肿的内镜活检发现率为15%，外科切除肠段的发现率为70%，一般取材范围越大，肉芽肿的发现概率越大。

(3)裂沟状溃疡：为刀切状纵行线状裂隙，深达黏膜下层，有时可达浆膜，成为分支状，横断面上，裂隙分支为壁内脓肿。穿透肠壁形成内瘘管和皮肤瘘管。

(4)黏膜下层增宽：系水肿、淋巴管、血管扩张、淋巴细胞聚集、胶原纤维数量增加所致。纤维化可能导致肠壁增厚，有时可伴有黏膜肌的增生，也可能导致肠狭窄，其原因可能与较多的 TGF-β 的产生导致胶原的合成增多有关。

四、临床表现

克罗恩病的临床表现、病期轻重、病程发展在不同的患者差别较大。临床表现取决于发病的部位、类型和严重程度而异，以腹痛、腹泻、腹部包块、瘘管形成和肠梗阻为特点，可伴有发热、贫血、营养障碍及关节、皮肤、眼、口腔黏膜、肝脏等损害。这种临床多样性体现在其病变可侵犯肠道任一部位，多种病理改变合并存在，以及不同X线与内镜表现重叠出现。累积回肠末端者常出现典型症状，部分患者急性起病，可表现为急腹症，酷似急性阑尾炎或急性肠梗阻。起病时临床症状多缺乏特异性，随后在病程的反复中呈渐进性发展。发病至确诊平均35个月。

1.消化道症状与体征

(1)腹痛:为最常见的症状,可因肠壁炎症、痉挛、粘连和狭窄引起,其部位常与本病的病变部位一致,右下腹痛其病变多位于回盲部或邻近部位,脐周或全腹部,病变多在空肠与横结肠。多数呈慢性间歇性发作,可为隐痛、钝痛,随病期进展多表现为部分性肠梗阻特征,即阵发性绞痛,进餐诱发,休息、排便后减轻。持续者和明显压痛提示可能因炎症进展、腹膜受累、内瘘、腹腔内脓肿等形成。全腹剧痛和腹肌紧张,可能系急性肠穿孔所致。

(2)腹泻:大多数病例有腹泻,因病变肠段炎症渗出、吸收不良和蠕动增加等引起,多为糊状,大便次数每天2~10次,多无脓血及黏液,间断或持续发作。如小肠有广泛病变,可有脂肪泻,如下段结肠及直肠病变的患者排便时可有里急后重感及伴脓血,也可与便秘交替。

(3)腹部包块:约1/3的病例在右下腹及脐周可触及包块。其形成是由肠壁增厚、粘连、肠系膜淋巴结肿大,或因瘘管、脓肿的发生为网膜包裹所致。质地中等,有压痛,粘连且多固定。

(4)瘘管形成:因炎性病变穿壁形成,与肠外组织和器官相通,即形成瘘管。瘘管形成是克罗恩病临床特征之一,分为内瘘与外瘘两类,前者是指瘘管通向其他肠段、肠系膜、腹膜后、膀胱、输尿管、阴道等处,后者指通向腹壁或肛周皮肤。肠-肠之间的内瘘可致腹泻加重、营养障碍,外瘘或通向膀胱、阴道的内瘘,可见排粪排气,并继发感染或脓肿形成。由于本病的发展为慢性过程,在瘘管形成时病变肠段的浆膜常与周围黏膜组织发生粘连,从而减少了急性穿孔可能。

(5)肛门直肠周围病变:约见于半数病例,局部形成脓肿、肛裂、瘘管以及肛周炎症或溃疡等,可为本病的初发或最突出表现,许多患者长期在肛肠或痔瘘科就诊,造成误诊、误治。

(6)其他消化道症状:可有恶心、呕吐、腹胀、腹鸣、食欲缺乏等。

2.全身症状

(1)发热:占5%~40%,与肠道炎症活动和继发感染有关,多为低热或中等热度,可为弛张或间歇热。病变广泛或继发严重感染者,可有高热,并伴有明显的畏寒、多汗、心率增快、虚弱等全身中毒症状。

(2)营养障碍:与慢性腹泻、炎症消耗、摄食减少、吸收面积下降等相关,表现为贫血、低蛋白血症和维生素缺乏等。青春期前患者可有生长发育迟滞。在病程长的克罗恩病患者中,当体重减轻与病变其他活动性指标不成比例时,应怀疑合并有癌变可能。

3.胃肠外表现 克罗恩病可有全身多个系统的损害,从而具有一系列的肠外表现,包块骨关节、皮肤、口腔、眼、肝胆系统等。见于20%～40%的病例,这些症状可先于活动性肠病之前,也可能伴随继发性活动性肠病。可为克罗恩病的诊断提供线索,作为炎症活动性的指标。但有时真正的肠外表现和药物不良反应难以区分,应保持警惕。

(1)口腔、皮肤黏膜损害:皮肤表现国外报告约占15%,国内仅1.1%。常见者有结节性红斑、荨麻疹、坏疽性脓皮病,少数表现为外周肢体坏疽、皮肤坏死或皮肤多发性动脉炎性结节。结节性红斑多见于克罗恩病,一般不形成溃疡,部分可自愈,预后良好。坏疽性脓皮病为最严重的皮肤表现,是一种相对无痛性病变,病程较长,药物治疗可控制症状,但部分患者可反复发作。口腔黏膜损害为克罗恩病的相对特征。表现为颊部黏膜及舌侧表面和口腔底部肿胀、结节及溃疡形成,呈线型或阿弗他样溃疡、鹅口疮样溃疡,以阿弗他溃疡多见,活检可见肉芽肿。牙龈可呈弥漫性卡他性炎症,具有充血、乳头水肿、增生、瘙痒、器械接触时易出血等特点。口腔病变多呈一过性,与疾病活动性密切相关,随肠道炎症的控制而消失,但可反复发生。

(2)骨关节损害:关节表现国外占23%,国内2.05%,累及单关节、多关节、脊柱等。外周关节炎为少数关节、非对称性、一过性和游走性关节肿痛,复发和消退交替出现,几乎不导致永久性关节损害或畸形。类风湿因子、抗核抗体阴性,X线摄片可见软组织肿胀及渗出而无侵蚀及破坏,滑膜活检为非特异性炎症。脊柱炎的发生率为1.1%～26.0%,进展缓慢,类似于僵直性脊柱炎。典型的症状为早晨或休息后背部和(或)臀部僵硬感,活动之后可使僵硬及伴随的疼痛缓解。体检可见脊柱活动受限,胸廓的扩张减弱。X线照片可见典型的僵直性脊柱炎及双侧骶髂关节炎,诊断的金标准为磁共振。某些骨关节病变为克罗恩病的相对特点,例如,杵状指主要见于克罗恩病小肠广泛受累者,另外,当小肠瘘管蔓延至骨盆上缘和髋关节时,可发生骨盆骨髓炎和化脓性髋关节炎。由于摄食不足、吸收不良和糖皮质激素的不良反应,可导致骨质疏松及骨软化症。

(3)眼部损害:表现为结膜炎、虹膜炎、巩膜外层炎、巩膜炎、葡萄膜炎及角膜病变等。其发作与消退与肠炎发作成正比,及时治疗眼部病变可防止视网膜剥离、巩膜炎的视神经水肿、继发于葡萄膜炎的青光眼和白内障等。

(4)肝胆疾病:在炎症性肠病中较常见,可能与自身免疫相关,也有药物不良反应的因素。有肝脏肿大者3.31%,肝功能异常0.79%。部分患者有胆管周围炎,胆管周围炎是一种组织学诊断,指肝门区胆管周围炎症反应和纤维化,可能为原发性硬化性胆管炎向肝内蔓延所致,克罗恩病患者原发性硬化性胆管炎的发生率比溃疡性结肠炎低,表现为渐进性乏力、瘙痒和黄疸,被认为是胆管癌的癌前病变。克罗恩病亦可有慢性活动性肝炎、脂肪肝。以上肝脏病变均可进展成肝硬化。另外,由于脂肪吸收不良,胆盐排泄增加,回肠对胆盐吸收减少,使肝分泌胆盐减少,胆囊中胆盐/胆固醇比例改变,促使胆固醇沉淀,形成胆石,约占11%。

(5)泌尿系统病变:包括肾结石、阻塞性肾积水、肾周脓肿、肾淀粉样变性及尿路瘘管。肾结石发病率约占9%,由于腹泻引起脱水,草酸盐吸收增加,高草酸盐尿认为与尿路结石有关,又因肠道大量丢失碱,尿酸从尿中排出增加,导致高尿酸尿及草酸盐结石形成,文献报告胆结石和肾结石更常见于回肠手术后。

(6)血栓栓塞性疾病:由于血浆中第Ⅴ、Ⅶ、Ⅷ因子的活性增加和凝血因子1增加,加之腹泻脱水,血液高凝状态,血小板形态和功能的异常常引起静脉血栓和栓塞,甚至内脏的血栓形成。最常侵犯下肢和盆腔静脉。

4.常见并发症

(1)肠梗阻:国内报道为66%,国外报道为20%~30%。为克罗恩病最常见的并发症,也是外科手术最常见的原因,多在小肠发生,常由急性炎症导致的黏膜水肿、炎症后瘢痕狭窄或手术后粘连等引起。若为急性炎症所致则有可能通过药物治疗缓解,如已形成纤维化性狭窄则最终需手术治疗。

(2)瘘管形成:为20%~40%,国内报道为9.15%~11.70%,以肠管-肠管瘘、肠管-皮肤瘘多见,后者常见于吻合口瘘。

(3)腹腔脓肿:国外报道为15%~20%,国内为2.21%~7.00%,发生腹膜炎的概率为3.63%。多形成于肠管之间,或肠管与肠系膜或腹膜之间,少见于实质器官。腹腔脓肿常与炎症活动密切相关,以发热、腹痛为主要表现。脓液培养多为大肠杆菌、肠球菌等革兰氏阴性菌。

(4)消化道出血:便血占19.09%~25.00%。结肠克罗恩病的出血机会多于小肠克罗恩病,一般为隐匿性慢性失血。

(5)中毒性巨结肠及穿孔:较溃疡性结肠炎并发中毒性巨结肠少见,以横结肠较易发生,可发生穿孔及中毒性休克。穿孔多见于中毒性结肠炎扩张的严重并发症,由于糖皮质激素的使用,常使得临床症状不典型。

(6)癌变:过去认为克罗恩病较之溃疡性结肠炎来说,不易引起癌变,现发现此病同样可以癌变。当累及大肠时,发生肠癌的危险度与溃疡性结肠炎相当。肠癌的早期症状如直肠出血,大便习惯改变,在克罗恩病患者来说,很难引起重视。因此,有必要进行结肠的内镜监测,以早期发现肿瘤。现主张对病史在8~10年的炎症性肠病患者做定期结肠镜检和多处活检,重复检查的间隔时间,有人建议6个月到2年。如发现有重度的不典型增生,应在半年内再次复查。

五、实验室和特殊检查

1.实验室检查

(1)常规检查

1)血常规:提示不同程度的贫血,与失血、慢性炎症有关的骨髓抑制、铁、叶酸和维生素B12等吸收减少,某些药物所致的骨髓抑制相关。炎症活动和(或)合并感染时可引起白细胞计数增高,以中性粒细胞增高为主。在克罗恩病患者中可观察到血小板计数增高与克罗恩病活动指数相关。

2)粪便检查:可证实肠道炎症存在,大便稀薄、水样便或脓血便,大便常规可见黏液、红细胞、白细胞、脓细胞及未消化食物,潜血阳性。粪便常规检查感染性病因所致的肠炎与克罗恩病有时难以区分,为此,应该常规行病原学或血清学检查,须连续3次以上。对于近期有住院或有应用抗生素史者,有条件应进行难辨梭形杆菌检查,以排除假膜性肠炎可能。另外须行溶组织阿米巴滋养体检查、粪便集卵、病毒学检查以排除寄生虫、病毒感染。

中性粒细胞衍生蛋白包括乳铁蛋白(LF)、钙卫蛋白(Cal)、弹力蛋白酶、髓过氧化物酶、溶菌酶等。IBD患者的粪中以上这些蛋白于活动期明显高于非活动期,因此用于肠道炎症的诊断、炎症活动度和药物疗效的评估以及疾病复发的预测。其中,钙卫蛋白是目前最常用、最有效的肠道炎症粪便标志物。钙卫蛋白是存在于中性粒细胞、单核细胞,也可能存在于上皮细胞的一种结合了钙离子与锌离子的蛋白。它仅是一种中性粒细胞炎症的标志物,其水平正常仅表明肠道未发生有中性粒细胞参与的炎症反应,而不能作为排除肠道炎症的依据。另外,钙卫蛋白水平增高还可见于感染性肠道疾病以及结直肠癌、结直肠息肉、胃癌等非炎症性疾病。

3)红细胞沉降率(ESR)、血清急性期反应蛋白(CRP):ESR和CRP是反映急性炎症反应的实验室指标。CRP与CD病变的活动性密切相关,且其半衰期较短(19小时),能反映炎症活动的动态变化。ESR反映疾病严重程度的精确性稍逊于CRP,其对结肠病变的灵敏度优于回肠。

(2)免疫学检查

1)抗中性粒细胞质抗体(ANCA):是一组以中性粒细胞和单核细胞胞质成分为抗原的自身抗体。可分为胞质型(cANCA)、核周型(pANCA)、非典型型。现已证实ANCA对多种血管炎性疾病具有诊断价值,但其在CT中检出率无明显增高或轻度增高,累积结肠才有一定阳性发现,可用于鉴别"UC"样 CD 患者亚群,这些患者表现出具有 UC 组织病理学特征的左半结肠炎。

2)抗酿酒酵母抗体(ASCA):是一种针对真菌菌属的抗体,其抗原为酵母菌细胞壁的磷钛甘露聚糖,而非自身抗原。除了炎症性肠病,在其他病种很少表达,而且对药物治疗的反应无变化。因此是 CD 的比较理想的血清标志物之一,具有较高的特异性,且在一定时间通常很稳定,与活动性与持续时间无关。联用 ASCA 和 pANCA 在 CD 和 UC 的鉴别诊断中具有最高的准确性,有研究表明,ASCA(+)/ANCA(−)对 CD 敏感性为 54.6%,特异性为 92.8%。

另外,血清 TNF-α 升高与疾病活动性相关,目前可测定粪便中 TNF-α 水平及血浆、血清或尿液中的可溶性 TNF-α 受体(sTNFR)含量。其他细胞因子(IL-1、IL-2、IL-6)于活动期在血清检测中升高,在 CD 的非活动期,血清 IL-8 的升高预示病情可能复发。

(3)与吸收不良有关的实验室检查:克罗恩病常累及小肠而影响营养素的吸收,因此常伴有营养不良。包括脂肪、蛋白质、糖类、叶酸、维生素 B_{12}、微量元素的吸收不良检查。

2.影像学检查

(1)X 线检查:主要采用胃肠钡剂造影,包括口服钡剂、钡剂灌肠、气钡双重造影及插管法小肠灌钡造影等。病变呈跳跃分布。克罗恩病在 X 线上的特征是:①肠管狭窄,X 线上呈线样征,长短不一,宽窄不等,此因肠管增厚、收缩所致。②病变肠段间有正常肠曲,即所谓跳跃现象。③病变肠段轮廓不对称,一侧僵硬凹陷,相对侧肠轮廓外膨,并有假憩室样囊带状轮廓。④多发结节样切迹及鹅卵石征,前者为肠黏膜下水肿和炎症造成,切迹间为尖刺状钡滞留影,轮廓不规则,比较狭细。而卵石征是由于纵横交错的裂隙状溃疡围绕以水肿的黏膜形成,弥漫分布于病变肠段。⑤瘘管或窦道钡影,多为发展到晚期的表现,可见肠间瘘管、肠壁瘘管,或通向腹腔或腹膜外窦道。根据病程的早晚和侵犯部位不同,可有不同表现,早期诊断较难,仅表现黏膜的粗乱变平、肠壁边缘不规则及痉挛性狭窄,再发展则可见多发结节样切迹及典型的卵石征、假息肉样充盈缺损。后期肠曲僵硬、肠腔明显狭窄、近端肠曲扩张。病灶分布呈跳跃式。肠管与邻近肠曲、组织与器官或与腹壁外可形成瘘管、窦道,X 线钡剂造影呈分流现象。

(2)肠道 B 超:肠道超声检查探查小肠病变始于 20 世纪 70 年代末。目前在我国这项检查刚开始起步。肠道超声检查最大的特点在于无创、价格低廉、患者依从性好,对于需长期监测病变复发情况的患者来说有很大的价值。CD 在高分辨率肠道超声下的主要征象有：肠壁增厚、僵硬；肠壁回声层次改变或消失；肠蠕动减少，肠系膜脂肪纤维增生；淋巴结肿大等。如患者存在并发症，肠道超声也能清楚发现肠腔狭窄、腹腔脓肿以及瘘管等病变。肠道超声检查在 CD 术后随访中也有很大的价值，可早期探测到肠壁厚度的变化，从而提示 CD 的复发。与 CT 或 MRI 相比，肠道超声检查的敏感性和特异性较差，且不能评估全部肠道的病变情况，但肠道超声检查对无法耐受常规内镜和放射学检查的重度 CD 患者有不可替代的优势。近年来超声多普勒技术结合口服聚乙二醇（PEG）阳性造影剂可能提高诊断的准确性，尤其是在区分肠道炎性狭窄和纤维增生性狭窄方面，并可提高超声对腹腔器官间瘘管的诊断能力。

（3）CT：包括 CT 平扫、静脉造影剂增强扫描以及 CT 小肠灌肠造影（CTE）检查。普通 CT 平扫和增强对 CD 的肠道内病变显示效果较差，因此其常用于 CD 并发症的诊断，如腹腔脓肿、吻合口情况、肠腔狭窄等。CTE 检查可清晰显示肠壁及肠腔外病变，对于瘘管、脓肿等，由于可清晰地观察到邻近结构之间的关系，且配合高压注射器快速团注，可获得平扫期、动脉期和门脉期多期扫描图像，从而可评估整个腹部病变情况，并为外科手术方案的制订提供了便利。其前提是小肠充盈良好，充盈欠佳的肠袢常与脓肿、肿块或增大的淋巴结相混淆，易造成误诊。CTE 下 CD 的主要表现为：肠壁增厚超过 4～5mm，呈环形均匀增厚；黏膜分层强化；肠系膜血管改变，表现为血管束扭曲、扩张、增多，称为"木梳征"；肠系膜淋巴结肿大，但一般 $<$ 1cm；肠外并发症如脓肿、窦道形成时，可见窦道中对比剂残留。

（4）MRI：因其无创伤、无射线的优点而在 CD 的诊断中占一席之地。CD 在 MRI 上的表现为节段性肠壁增厚，肠腔狭窄，周围炎性细胞浸润，肠系膜脂肪纤维增生，淋巴结肿大等。T2 加权像可清晰显示肠壁增厚，并常伴有肠系膜纤维脂肪组织增生包裹，静脉注射造影剂后，T1 加权像显示增厚的肠壁明显强化。对周围脂肪组织行压脂处理后，肠壁强化更显著。MRI 合并应用静脉内造影剂时，可更清晰地找出病变位置。近期研究表明，MRI 与 CD 的活动性有密切关系，CD 活动性病变趋于缓解时，受累肠段的肠壁增厚和对比剂强化的程度均随之减轻。因此，MRI 在用于治疗后随访方面与内镜价值相当，且由于较内镜检查的痛苦小而被大多数患者所认可。MRI 还可从冠状位、矢状位等不同切面观察病变情况，尤其是在诊断肛周瘘管或脓肿时，MRI 可作为首选检查，因其能很好地确定病变位置和范围，了解瘘管类型及其与周围组织的解剖关系，为手术方式的选择提供依据。这项技术最主要的缺点在于对设备的要求较高，临床上难以大规模普及。此外，对于幽闭恐惧症、起搏器植入术后等 MRI 的禁忌证，该检查也无法避免。

(5)放射性核素检查技术:用^{99m}Tc标记的白细胞注入患者体内,这些被标记的白细胞聚集于炎症区域,可确定病变部位、范围和分布方式。另外中性粒细胞并不停留在肠壁中,而是迁移至肠腔,于粪便中排出,因此可确定粪便中的放射性,明确疾病的活动性。^{99m}Tc-HMPAO标记的SPECT可用于评估CD肠道病变范围,具有很高的敏感性,并能精确定位受累肠段及了解盆腔和肛周并发症情况。在临床疑有CD而其他检查未发现明显异常的情况下,这项检查有其使用价值。但检查费用过高,限制了其临床应用。

3.内镜检查

(1)常规内镜:对结肠受累者,结肠镜可直接观察到病灶,并可取组织做病检。典型者可见:①纵行的裂隙状溃疡;②周围黏膜正常或呈"铺路石"样不平;③肠袋消失变平呈水管状、狭窄、假息肉形成;④病灶呈跳跃分布,直肠通常正常。大多数患者结肠镜检查具有以下特色:①病变多样性,即亚急性、慢性炎症的不同病期的表现交替与重叠存在,既可见破坏性(溃疡等),也可见到修复及增殖性(卵石征、假性息肉与狭窄等)病变。②病变多部位性,结肠多部位或与其他部位同时受累。③溃疡形态不一,有浅表、针尖样溃疡或小圆形口疮样(阿弗他)溃疡,有较大而深的圆形或卵圆形溃疡,亦有深凿样纵长形溃疡(裂隙样溃疡),其中裂隙样溃疡为其特点。④病变节段性或区域性分布。

上消化道克罗恩病是诊断的难点,也是容易忽略的问题,由于克罗恩病在上消化道累及率达17%~75%,尤其在有上消化道症状(上腹烧灼、上腹痛、吞咽困难、呕吐等)中。因此,所有新诊断克罗恩病的患者应行1次以上胃镜检查。克罗恩病在胃镜中表现包括充血、颗粒样隆起、皱襞增厚、结节样病变、溃疡及狭窄等。在上消化道中,胃窦和十二指肠是最常受累部位,食管和咽喉部很少累及,这些病变伴随小肠或结肠病变出现,少数情况下也可仅有胃或十二指肠病变。取自病变区域的活检标本后40%~80%可发现肉芽肿存在。

(2)胶囊内镜与小肠镜:克罗恩病是一种原因未明的慢性炎性肉芽肿性病变,可侵及全消化道各部位,但约70%的病变累及小肠,有超过30%病变单独局限于回肠。胶囊内镜下典型的克罗恩病以跳跃式、节段区域性分布为其特点,主要表现为黏膜溃疡、卵石征、假息肉、黏膜桥和肠腔狭窄。主要的黏膜病变如黏膜片状红斑、黏膜被纵横交错的裂隙溃疡分割、受累黏膜与正常黏膜区清楚地交替;少数可见肠管狭窄和瘘管。早期可见小肠黏膜绒毛缺失或减少,散在分布的白色、外周红晕的浅表小溃疡(即阿弗他溃疡)。溃疡间黏膜正常;小溃疡可进一步发展为星状溃疡及上覆白苔、边缘清晰的圆或卵圆形较大、较深溃疡,周围黏膜可有炎症。进展期时可见溃疡更为深大，相互融合，呈匍行性并沿肠管纵轴走行，即匍行性溃疡；可有假息肉样结节或卵石状改变，亦可见黏膜桥。晚期克罗恩病有肠腔狭窄，环形皱襞消失，肠壁伸展不良，肠腔畸形等。胶囊内镜不仅能显示小肠 CD 不同病变形态，且能观察病变分布范围。因 CD 好发于小肠部位，胶囊内镜一旦发现 CD 典型表现，可作为明确诊断的主要手段，对于 CD 早期表现胶囊内镜亦能清晰显示，为小肠克罗恩病的诊断提供了一个无创、无交叉感染、易为患者所接受、且有较高的检出率的检查手段。由于 CD 本身有引起肠腔狭窄的可能，胶囊内镜检查有胶囊在狭窄肠段滞留的风险，部分患者经正规治疗后胶囊依然可排出，而长期滞留或引起急性肠梗阻者则需手术治疗。与胶囊内镜相比，小肠镜具有视野广、图像清晰、可随意控制方向、反复观察，可注气、冲洗、实施镜下活检、兼具治疗功能等诸多突出优点，正逐步得到应用推广，但作为侵入性检查，患者的依从性明显下降。目前较为公认的观点为，尽管胶囊内镜和双气囊小肠镜都能提供全小肠检查，但由于双气囊小肠镜的有创性，而应该较为严格地控制其检查指征。应实行"胶囊优先"的基本原则，把胶囊内镜检查作为双气囊小肠镜检查前的筛查手段。

（3）超声内镜：克罗恩病除了肠道黏膜形态学改变外，肠壁的层次结构也会发生相应的改变，EUS 通过将超声探头在肠腔内与肠壁直接接触，克服了传统超声检查的局限性，可清晰显示炎症性肠病肠壁各层次结构的改变，因此是炎症性肠病诊断及评估的有效方法，对鉴别诊断有重要的意义。并可对肠道及肛管周围组织结构进行探查以发现肠道周围肿大淋巴结及直肠、肛管周围并发症，已被证明优于瘘管造影术、CT 和 MRI 检查，可为外科治疗提供精确的解剖信息。

4.组织学诊断　发现非干酪样坏死性肉芽肿及大量淋巴细胞聚集可以确诊。实际上，克罗恩病肉芽肿较小，称微肉芽肿。其聚集很差，多位于固有膜深层，往往在淋巴滤泡内，故在浆膜层较易检出，次为黏膜下层，黏膜层更少检出。但不管克罗恩病侵犯胃肠道哪一部位，其基本病理学改变均相似，即兼有破坏与增殖或修复性病变，这是克罗恩病具有鉴别诊断的重要特点之一。

六、诊断及鉴别诊断

1.诊断标准　国内外有关克罗恩病的诊断标准较多，迄今尚无统一意见。国际较通用的是世界卫生组织制定的标准（WHO 标准）、Lennard-Jones 标准，国内有用太原标准、成都标准、济南共识。

（1）WHO 标准：WHO 专家小组规定，克罗恩病为原因不明的、以年轻人为主的、消化道各部位有纤维化、溃疡和肉芽肿炎症性病变。临床上除有消化道病变的相关症状外,还可有发热、营养障碍、贫血、关节炎、结节性红斑、虹膜睫状体炎及肝损伤等全身或肠外表现。克罗恩病的 WHO 诊断标准是:①非连续性或区域性肠道病变;②肠黏膜成"铺路石"表现或有纵行溃疡;③全层炎症性肠道病变,伴有肿块或狭窄;④结节病样非干酪性肉芽肿;⑤裂隙样溃疡或瘘管;⑥肛门病变,有难治性溃疡、肛瘘或肛裂。凡具备上述①②③之一者为疑诊,再加上④⑤⑥之一者可确诊;如具备①②③中两项者,也可确诊。确诊患者须先排除有关疾病。

(2)Lennard-Jones 标准:有克罗恩病的临床表现者,符合下列标准则考虑本病诊断。必须排除下列疾病,称为排除标准:①感染性肠炎,根据微生物学检查,包括必要时做耶尔森菌抗体检测。②缺血性肠炎,根据易感因素、病变分布特点和组织学特征。③放射性肠炎,根据放疗病史等。④淋巴瘤或肿瘤,根据既往腹部疾病、具有提示性的影像学特征和预后。纳入标准为:①口腔至肛门,唇或口腔黏膜慢性肉芽肿性损害,根据体格检查和活组织检查。幽门至十二指肠,根据影像学检查、内镜检查和活组织检查。小肠疾病,根据影像学检查、内镜检查和手术标本病理检查。慢性肛门损害,根据临床体格检查和活组织检查。②非连续性病变,病变区域之间被正常黏膜分开,其间距可能较大,或沿肠管长轴或环周有"跳跃式病变",或散在溃疡,根据内镜检查、影像学检查和病理检查。③全层壁炎症,根据影像学和病理检查。脓肿:根据临床表现和影像学检查。瘘管:结合临床表现、影像学检查和病理检查。④纤维化病变,可能有非对称性和多发性肠管狭窄,与溃疡性结肠炎的向心性肌层增厚相鉴别。根据内镜检查、影像学检查和病理检查。⑤淋巴细胞聚集,阿弗他溃疡活组织检查,显示淋巴细胞聚集。⑥黏液,有急性炎症时,活组织检查可见结肠黏液滞留。根据活组织检查和手术标本病理检查。⑦肉芽肿,并非仅存在于所有的克罗恩病病例,应当与结核病的干酪样肉芽肿、异物肉芽肿或其他原因的肉芽肿相鉴别。根据活组织检查和手术标本病理检查。

(3)太原标准:1993 年 6 月在太原召开的全国慢性非感染性肠道疾病学术研讨会上,对克罗恩病的诊断提出以下意见。

1)临床诊断标准:①典型症状;②X 线特征性改变,CT 可显示肠壁增厚的肠袢,盆腔或腹腔的脓肿。③内镜的典型所见,或病变活检有非干酪样坏死性肉芽肿等。具备①为临床可疑。若同时具备①和②或③项之一,临床可拟诊为本病。

2)病理诊断标准:肠壁和肠系膜淋巴结无干酪样坏死。镜下特点:①全壁炎;②裂隙状溃疡;③黏膜下层高度增宽(水肿、淋巴管、血管扩张、纤维组织、淋巴组织增生等所致);④淋巴细胞聚集;⑤结节病样肉芽肿,亦称非干酪样坏死性肉芽肿。确诊:具备1)和2)项中任何4点可确诊。基本具备病理诊断条件但无肠系膜淋巴结标本者为可疑。

(4)成都标准:2000年成都全国炎症性肠病学术会议提出了《对炎症性肠病诊断治疗规范的建议》。

1)临床表现:慢性起病、反复发作的有下腹或脐周疼痛、腹泻,可伴有腹部肿块、肠瘘和肛门病变,以及发热、贫血、体重下降、发育迟缓等全身症状。克罗恩病有家族史更有助于诊断。

2)影像学检查:根据临床表现确定小肠病变做钡剂小肠造影或结肠病变做钡剂灌肠,必要时结合进行。X线表现为多发性、节段性肠道炎症伴僵硬、多发性狭窄、裂隙状溃疡、瘘管、假息肉形成及鹅卵石样改变等。由于病变的肠段激惹及痉挛,钡剂很快通过而不易停留该处,称为跳跃征;钡剂通过迅速而遗留下一细条状影,称作线样征,该征也可由肠腔严重的狭窄导致。有时由于肠壁深层的水肿,可见填充钡剂的肠袢分离。B型超声、CT、MRI可显示肠壁增厚、腹腔或盆腔脓肿等。

3)内镜检查:结肠镜需要行全结肠及回肠末端的联合检查。可见肠腔节段性、非对称性的黏膜炎症、纵行或阿弗他溃疡、溃疡周围黏膜增生可呈"鹅卵石"样改变,可有肠腔狭窄或肠壁僵硬,可形成炎性息肉。病变肠段之间黏膜外观正常,故呈跳跃式分布。超声内镜有助于确定范围和深度,发现腹腔内肿块或脓肿。

4)活检:可见裂隙状溃疡、结节样肉芽肿、固有膜等底部和黏膜下层淋巴细胞聚集,而隐窝结构正常,杯状细胞不减少,固有膜中等量炎细胞浸润及黏膜下层增宽。病变处多部位深活检可在黏膜固有层发现非干酪样肉芽肿或大量淋巴细胞浸润。

5)活检切除标本:可见肠管局限性病变、跳跃式损害、鹅卵石样外观、肠腔狭窄、肠壁僵硬等特征,镜下除以上病变外,更可见全壁炎症、肠壁水肿、纤维化以及肠系膜脂肪包绕病变肠段等改变,局部淋巴结亦可有肉芽肿形成,可发现有非干酪样肉芽肿形成。

(5)2007年5月的济南第七次全国消化疾病学术大会共识意见

1)临床表现:慢性起病、反复发作的右下腹或脐周腹痛、腹泻,可伴有腹部肿块、梗阻、肠瘘、肛门病变和反复口腔溃疡,以及发热、贫血、体重下降、发育迟缓等全身症状。阳性家族史有助于诊断。

2)影像学检查:胃肠钡剂造影,必要时结合钡剂灌肠。可见多发性、跳跃性病变,呈节段性炎症伴僵硬、狭窄、裂隙状溃疡、瘘管、假息肉及鹅卵石样改变等。腹部超声、CT、MRI可显示肠壁增厚、腹腔或盆腔囊肿、包块等。

3）肠镜检查：结肠镜应达回肠末段。可见节段性、非对称性的黏膜炎症,纵行或阿弗他溃疡,"鹅卵石"样改变,可有肠腔狭窄和肠壁僵硬等。胶囊内镜对发现小肠病变,特别是早期损害意义重大。双气囊小肠镜更可取活检助诊。超声内镜有助于确定范围和深度,发现腹腔内肿块或脓肿。

4）黏膜组织学检查：内镜活检宜包括炎症及非炎症区域,以确定炎症是否节段性分布;每个病变部位至少取2块组织。病变部位较典型的改变有:①非干酪样肉芽肿;②阿弗他溃疡;③裂隙状溃疡;⑧固有膜慢性炎细胞浸润、底部和黏膜下层淋巴细胞聚集;⑤黏膜下层增宽;⑥淋巴管扩张;⑦神经节炎;⑧隐窝结构大多正常,杯状细胞不减少。

5）切除标本：同成都会议《对炎症性肠病诊断治疗规范的建议》。

在排除肠结核、阿米巴痢疾、耶尔森菌感染等慢性肠道感染,肠道淋巴瘤、憩室炎、缺血性肠炎、白塞病及溃疡性结肠炎等基础上,可按下列标准诊断:①具备上述临床表现者为临床疑诊,安排进一步检查。②同时具备上述第1）和2）或3）项特征者,临床可拟诊为本病。③如再加上第4）或5）项病理检查,发现非干酪样肉芽肿与其他一项典型表现或无肉芽肿而具备上述三项典型组织学改变者,可以确诊,即强调临床拟诊,病理确诊。④在排除上述疾病后,亦可按WHO结合临床、X线、内镜和病理表现推荐的6个诊断要点进行诊断。⑤初发病例、临床与影像或内镜及活检改变难以确诊时,应随访观察3～6个月。如与肠结核混淆不清者应按肠结核作诊断性治疗4～8周,以观后效。

2.疾病评估 诊断成立后应进行疾病评估,包括临床类型、活动度、严重度、病变范围和并发症。

（1）临床类型：可以按蒙特利尔CD表型分类法进行分型。

（2）疾病活动性的严重程度：临床上使用克罗恩病活动指数（CDAI）评估疾病活动性的严重程度以进行疗效评价,以Harvey和Bradshow标准（简化CDAD较为简便实用,CDAI亦可将无全身症状、腹部压痛、包块与梗阻者定为轻度;明显腹痛、腹泻及全身症状与并发症定为重度;界于其间者定为中度。Best的CDAI计算法亦广泛应用于临床和科研。另外,内镜下病变严重程度及炎症标志物如CRP亦是疾病活动性评估的重要参考指标。

全身表现及并发症：肠外可有口、眼、关节、皮肤、泌尿及肝胆等系统受累;并发症可有肠梗阻、瘘管、炎性包块或脓肿、出血、肠穿孔等。世界胃肠病学大会（OMGE）建议将疾病按年龄、部位和疾病行为进行分类。强调狭窄、穿通、瘘管等特殊表现。

3.鉴别诊断 包括排除感染性肠炎(肠结核、阿米巴痢疾、耶尔森菌感染等)、肠道淋巴瘤、憩室炎、缺血性肠炎、放射性肠炎、白塞病及溃疡性结肠炎等。小肠克罗恩病需与急性阑尾炎、肠结核、小肠淋巴瘤、非肉芽肿性溃疡性空回肠炎、十二指肠球后溃疡等鉴别。尤其是易误诊为增生型肠结核,国内统计误诊率达65%。结肠克罗恩病需与溃疡性结肠炎、肠结核、缺血性结肠炎、结肠血吸虫病、结肠憩室炎鉴别,其中与溃疡性结肠炎、肠结核、小肠淋巴瘤鉴别最困难。

七、治疗

克罗恩病的治疗目标控制临床症状,诱导缓解,促使内镜下黏膜愈合,肠黏膜解剖组织学结构恢复和功能恢复,延缓手术治疗,避免肠道功能丧失、致残和失去工作能力的风险,长期坚持药物维持治疗,预防复发和致残出现。由于治疗时间长,应注意长期用药的不良反应。

1.内科治疗

(1)一般治疗:患者病程迁延,易复发,难以完全治愈,应予精神支持、耐心解释和细心指导,使患者树立治疗的信心,理解治疗的目的与计划,主动配合并保持良好的医患关系。疾病活动时要适当减少纤维饮食,少渣饮食可能减少排便次数。乳制品的量可以维持,除非不能耐受。为了预防缓解期病情复发,生活上要戒烟,同时避免过多肉类高脂肪食物,提倡更多维生素和水果。

(2)营养支持:大约3/4以上的CD患者有不同程度营养不良。有研究表明,在住院治疗的活动期患者中60%~75%存在营养不良,缓解期也有约25%的患者存在营养不良。对于儿童患者,营养不良还严重影响青少年的生长发育,80%~90%的患儿于确诊时体重低于正常。营养支持不但能治疗和预防CD所造成的营养不良,改善生活质量,降低手术并发症的发生率和病死率,而且还能诱导和维持疾病缓解。肠外营养(PN)一般不宜长期使用,注意防止感染及代谢性并发症。而EN的优点除了补充所需的能量,还能改善患者微量元素及维生素的缺乏,尤其对肠黏膜的生长、增殖有特殊的作用,同时对肠黏膜屏障功能的维护也有其特性。当然,PN与EN应该并重,根据患者的需要加以选择,也可同时应用。由于EN的优点较多,首先考虑的应该是EN。在治疗初期,有些患者宜先用PN。待情况稳定后,仍应设法尽早恢复EN。EN制剂按照氮质的来源分为要素型(氨基酸型)、短肽型和整蛋白型。要素膳是由单体物质组成,具有营养全面、可直接吸收、残渣极少、无抗原性等优点,缺点为口感差、渗透压高。非要素膳则为等渗液,口感及耐受性均较要素膳好。中度以上病例应及时使用肠道营养,特别是要素饮食,以保证足够的营养,对因营养液口感不佳而影响摄入者,安置鼻胃管可以保证全量肠道营养摄入,一般按30～40kcal/kg计算总热量,蛋白质摄入量＞1g/kg体重,糖脂比约5:5,脂肪应少些,特别是ω-6脂肪酸,因其具有潜在的致炎作用,并注意维生素及微量元素补充。

(3)药物治疗:对CD的药物治疗决策原则上建立在疾病的进展程度(如活动期、缓解期;轻、中、重度)、病变累及范围、合并症(如瘘管、脓肿、肠管狭窄、梗阻、穿孔),以及手术后药物预防复发等。目前临床上对活动期CD治疗有升阶梯和降阶梯方案,其目的是快速诱导临床症状缓解。常规step-up治疗优点在于价格低廉,而缺点是疗效差、诱发感染、疾病进展高风险、不能避免手术干预等。然而,在疾病早期采用step-down治疗优点是高效、降低疾病相关并发症发生率、提高黏膜愈合率、降低手术干预风险或避免肠道致残风险、住院时间缩短,而缺点是可能诱发感染和费用高。近期提出"病情难以控制"概念应用于对患病以后的估计,所谓"病情难以控制"指患者在短时间内出现复发而需要重复激素治疗或发生激素依赖,或者在较短时间内需要行肠切除等预后不良表现,其高危因素包括:合并肛周病变、广泛性病变(病变累及肠段累计＞100cm)、食管胃十二指肠病变、发表年龄轻、首次发病即需要激素治疗。对于有2个或以上高危因素的患者或以往接受过激素治疗而复发频繁(一般指每年≥2次复发)的患者考虑降阶梯治疗,即一开始给予生物制剂。

1)氨基水杨酸(5-ASA)/柳氮磺吡啶(SASP):SASP及5-ASA适用于轻、中度结肠CD活动期患者,也有认为可减少和减轻发作而用于缓解期。SASP是一种水杨酸和磺胺吡啶的偶氮化合物,与结缔组织有很强的亲和力,内服后在肠道细菌的作用下,裂解游离出磺胺吡啶和5-氨基水杨酸(5-ASA),后者在结肠中释出,很少被吸收,由大便排出。它是SASP的活性成分,是治疗的有效部分,因此对小肠克罗恩病基本无效,对结肠克罗恩病有效。由于SASP干扰叶酸吸收,宜同服叶酸10～15mg/d。目前提倡用5-ASA制剂以避免磺胺的毒副作用。缓释或控释剂型在限定时间或pH条件下在回肠释放5-ASA,对回肠CD有用。常用剂量:发作期4～6g/d,分4次服用。病情缓解后,可改为每天2g,持续用药1年以上。目前还有SASP、5-ASA栓剂,对局部有较高的疗效。尤其对慢性肛门疾病有良好作用。但5-ASA治疗活动性CD的效果仍有争议,有报道4g/d有降低活动性肠道炎症作用,但疗效仍不肯定。英国胃肠病学会建议其疗效是有限的。使用氨基水杨酸制剂诱导缓解后仍以其维持治疗,对于激素诱导缓解后的激素治疗疗效有限。

2)糖皮质激素:是中、重度或暴发型CD、活动期病例控制发作的主要药物,可迅速控制活动性CD病情缓解,但无维持效果且不良反应较大。中、重度患者一般使用口服泼尼松30～60mg/d控制发作或以0.75～1mg/kg计算用量,达到症状完全缓解开始逐步减量,每周减5mg,减至20mg/d时每周减2.5mg至停用,快速减量会导致早期复发,服用同时补充钙剂和维生素D。此外,对于直肠、乙状结肠病变可用药物保留灌肠。若治疗无效或不应答,或治疗过程中复发,可考虑免疫抑制剂、IFX。新型制剂有布地奈德、硫氢可的松、丙酸倍氯米松等。其中布地奈德为局部作用激素,局部活性高,不良反应少。普通糖皮质激素(如氢化可的松、泼尼松、甲泼尼龙)比布地奈德更有效地诱导中、重度小肠型或结肠型CD症状缓解,但其相关不良反应多(如感染、血脂增高、向心性肥胖、骨质疏松),黏膜愈合率低,甚至引起死亡。布地奈德为新型皮质类固醇的代表,已在欧美国家广泛使用。其用法为3mg/d、3次/天口服,一般为8～12周临床缓解后改为3mg/d、2次/天。延长疗程可延长疗效,但超过6～9个月则再无维持作用。

3)免疫抑制剂:对于活动性CD患者,硫唑嘌呤(AZA)和6-巯基嘌呤(6-MP)因起效慢(12～16周才达到最大疗效),不推荐单独用于活动性CD患者诱导病情缓解,但常与糖皮质激素联合用于提高疗效。一开始选用(AZA)还是(6-MP)主要是用药习惯,如使用AZA出现不良反应的患者可换6-MP,部分患者可以耐受。硫嘌呤类药物无效或不能耐受者可换用甲氨蝶呤(MTX,25mg/w,肌内或皮下注射),可有效控制活动期CD患者病情,并能预防缓解期复发,至12周达到临床缓解后,可改为15mg/w,肌内或皮下注射,疗程可持续1年,并常规同用叶酸。应注意消化系统(恶心、呕吐、腹泻、腹痛、消化不良、口角炎)、骨髓抑制、肝功能损伤、骨骼疼痛和肺炎等不良反应。MTX有致畸效应,怀孕期间忌用。对于CD病情缓解后,大多学者提倡使用足量AZA[1.5～2.5mg/(kg·d)]或6-MP[0.75～1.5mg/(kg·d)]进行维持期治疗,AZA存在量效关系,治疗过程中应根据疗效和不良反应进行剂量调整,并注意定期检测骨髓造血功能、肝肾功能损伤、诱发淋巴瘤,以及诱发感染等并发症,一般不少于4年。对于AZA/6-MP不良反应检测,一般推荐开始2月内每1～2周测定血常规,然后4周测定1次。AZA骨髓抑制与硫嘌呤甲基转移酶(TPMT)基因型相关,但TPMT基因型检查预测骨髓抑制的特异性高,敏感性低,有其局限性。另外,他克莫司[0.1～0.2mg/(kg·d),口服]对活动性CD有一定疗效。

4)生物制剂:近年来临床上使用IFX可有效治疗活动性CD,诱导病情缓解,促使瘘管愈合。使用方法为5mg/kg,静脉滴注,在第0、2、6周给予作为诱导缓解,随后每隔8周给予相同剂量维持治疗。在使用IFX前正在接受激素治疗同时应继续原来治疗，临床完全缓解后逐步减量至停用，对免疫抑制剂无效者无必要合用免疫抑制剂，但如未接受免疫抑制剂患者，联合 IFX＋AZA 比单用效果更好。对于瘘管合并有脓肿形成，一定要在彻底引流基础上，在有效抗生素使用下，可考虑使用 IFX 治疗，能维持瘘管闭合状态，预防瘘管复发。目前大多学者认为在肠道出现不可逆转破坏前尽早采取有效干预，一般 2 年病史内使用 IFX 治疗，收益最大，但在使用过程中一定要检测抗 IFX 抗体，观察有无感染（如结核菌、李斯特菌、霉菌、病毒）、淋巴瘤、药物性狼疮、神经脱髓鞘疾病等不良反应出现。

5）抗生素：适用于合并有脓肿、瘘管、肠外感染等并发症的 CD 患者。多选用甲硝唑合并喹诺酮类药物，或Ⅲ代头孢菌素合并甲硝唑，均有一定疗效。

(4) 疗效评估：与药物治疗相关的疗效评估，将 CDAI 作为疗效判断的标准。

1）疾病活动：CDAI≥150 分为疾病活动期。

2）临床缓解：CDAI＜150 分作为临床缓解的标准。缓解期停用激素称撤停激素的临床缓解。

3）有效：CDAI 下降≥100 分（亦有以≥70 分为标准）。

4）复发：经药物治疗进入缓解期后，CD 相关临床症状再次出现，并有实验室炎症指标，内镜检查及影像学检查的疾病活动证据。进行临床研究时，则建议以 CDAI≥150 分且较前升高 100 分（亦有以升高 70 分）为标准。

近年提出黏膜愈合是 CD 药物疗效评定的客观指标。

2.手术治疗　虽然药物治疗是 CD 的主要治疗手段，但大多数患者在病程中仍需要手术治疗。统计结果表明，在病史超过 20 年的 CD 患者中，有 78％需行手术治疗，适时而恰当的手术可使大约 72％的患者症状消失，生活质量提高，但外科手术不是根治性措施，约有 50％的患者复发后需要二次以上的手术，且频繁的肠切除会使者迅速发生短肠综合征。因此，对手术切除应持十分谨慎的态度。

(1) 手术适应证：一般认为，手术治疗主要适用于药物治疗失败或出现外科并发症的患者，即所谓的复杂 CD。药物治疗失败指激素治疗无效、激素依赖、药物治疗期间病情发作或持续恶化以及出现明显的药物相关并发症。外科并发症指肠狭窄、梗阻、出血、穿孔、肠瘘、腹腔脓肿和癌变等。对于没有出现外科并发症的患者，即使手术中发现病变，亦不主张切除。在具体实施过程中，如病变严重影响全身状况，导致严重营养不良、贫血及青少年发育迟缓，可适当放宽手术指征；而对合并其他器官功能异常、手术后器官损害容易加重或极可能迅速导致短肠综合征者，手术指征应从严掌握。

(2) 手术禁忌证：①小肠克罗恩病病变广泛。②无并发症的克罗恩病。③有发热、红细胞沉降率快等活动期表现者最好先行内科治疗,控制病情活动后才能手术。④有侵袭状态的并发症,如出血、肠瘘时。⑤年龄大、全身衰弱,或有心肺功能严重不全者。

(3)术后复发的高危因素:CD肠切除术后复发率相当高,早期复发高危因素包括吸烟、肛周病变、穿透性疾病行为以及肠切除病史。术后预防性治疗对于降低复发危险疗效肯定。推荐小肠切除后克罗恩病患者应接受预防性药物维持治疗,治疗药物主要包括美沙拉秦、硫唑嘌呤(AZA)、6-巯基鸟嘌呤(6-MP),可考虑作为高危患者的一线治疗药物,嘌呤类药物疗效优于美沙拉嗪,但其不良反应多,适合术后早期复发高危因素患者。一般手术后2周内即可开始药物治疗,治疗疗程推荐至少维持2年。定期复查肠镜,以调整药物治疗。

3.肛瘘的处理 通过症状、体检和影像学了解肛瘘是否合并感染及瘘管的解剖结构,来确定治疗方案。如有脓肿形成必须先外科充分引流,虽然有报道英夫利昔可使肠瘘自愈,但在感染得不到引流的情况下,瘘口也无法愈合。有症状的肛瘘首选环丙沙星和(或)甲硝唑治疗,并加用AZA、6-MP和或IFX治疗。

第四章 肝脏疾病

第一节 自身免疫性肝病

自身免疫性肝炎（AIH）是一种异常免疫反应介导的针对肝细胞的肝内炎症性疾病。AIH 以不同程度的血清转氨酶升高、高 γ-球蛋白血症、血清特征性自身抗体阳性、肝组织学特征性改变和对免疫抑制治疗应答为特征。目前认为遗传与环境因素在 AIH 的发病中起重要作用，正常的免疫调节发生紊乱，发生针对肝细胞成分抗原的免疫反应是其主要的发病机制。病毒感染、药物和环境因素则是 AIH 常见的诱发因素。AIH 可以发生于世界范围内任何地区和种族，流行率至少在 1∶10000 以上，多见于女性，男女比例约为 1∶4。AIH 是一种严重的进行性疾病，约 40% 未经治疗的患者在诊断为 AIH 后 6 个月内死亡。经免疫抑制剂治疗后，80%～90% 的患者可获得临床和生物化学缓解，获得临床缓解的患者预期寿命与健康人群无差别。AIH 患者 10 年总体生存率在 82%～95%，20 年总体生存率约为 48%。AIH 肝脏相关死亡或移植率与就诊时是否有肝功能失代偿和是否发展至肝硬化紧密相关。一般情况下，突然起病、严重发作并伴有持续性胆汁淤积、结肠炎、肝性脑病、腹水和广泛小叶坏死的患者预后较差，病死率较高。而起病隐匿且无黄疸或在发病初期较平稳者预后较好。死亡主要原因为肝脏衰竭、食管静脉曲张破裂出血和感染。

一、诊断与诊断标准

（一）症状与体征

AIH 患者起病隐匿，最常见的症状是嗜睡或极度疲劳、不适、恶心、呕吐、上腹部不适或疼痛、关节痛、肌痛、皮疹等。10%～20% 的 AIH 患者没有明显症状，只是在生化筛查时意外发现血清转氨酶水平升高才被发现。少数患者表现为急性、亚急性甚至暴发性起病。本病常伴有肝外免疫性疾病，如自身免疫性甲状腺炎、类风湿性关节炎、干燥综合征等。

(二)实验室检查

AIH 患者血清生化异常主要表现为 IgG 升高引起的高 γ-球蛋白血症。AIH 的其他生化异常表现为肝炎性改变,主要为天门冬酸氨基转换酶(AST)、丙氨酸氨基转换酶(ALT)活性和胆红素浓度升高;而血清碱性磷酸酶正常或轻微升高,γ-谷氨酰转肽酶可能升高,但并不显著。血清 α_1-抗胰蛋白酶、铜蓝蛋白和铜浓度一般正常。

大多数 AIH 患者血清中存在一种或多种高滴度的自身抗体。根据血清自身抗体,AIH 可分成 2 个血清学亚型。Ⅰ型 AIH 最常见,可发生于任何年龄段人群,占全部 AIH 的 60%~80%,以抗核抗体(ANA)、抗平滑肌抗体(SMA)、抗可溶性肝抗原/肝胰抗原抗体(SLA/IP)阳性或核周型抗中性粒细胞胞质抗体(pANCA)阳性为其特征。Ⅱ型 AIH 主要发生于儿童,以抗肝肾微粒体 1 型抗体(LKM-1)或者抗肝细胞胞质 1 型抗体(LC-1)阳性为特征。

(三)组织学特点

活动性 AIH 特征性的组织学改变是界面性肝炎,伴有主要为淋巴浆细胞的致密淋巴细胞在汇管区及其周围或界面旁的浸润和肝细胞碎屑样坏死。在严重病例,常见小叶受累、桥接样坏死、肝细胞玫瑰样花结形成、结节再生、胆管增殖和纤维隔及假小叶形成。随着疾病的进展,肝细胞持续坏死,肝脏出现进行性纤维化,最终可发展为肝硬化。

(四)诊断标准

临床工作中当同时出现临床症状与体征、实验室异常(血清 AST 或 ALT 和血清总 IgG 或 γ-球蛋白升高)、血清学(ANA、SMA、抗 LKM1 或抗 LC-1)和组织学改变(界面性肝炎)时,在排除其他导致慢性肝炎的疾病,包括病毒、遗传性、代谢、胆汁淤积和药物性疾病的基础上,可诊断 AIH。临床症状较少或不典型,实验室、血清学或组织学改变疑似的患者,应通过诊断性评分系统评估。

为方便广泛应用,2008 年国际自身免疫性肝炎小组提出了 AIH 简化诊断积分系统。简化诊断积分系统分为自身抗体、血清总免疫球蛋白 G(IgG)水平、肝组织学改变和排除病毒性肝炎四个部分,每个组分最高计 2 分,共计 8 分。得 6 分者为"可能"的 AIH;≥7 分者可确诊 AIH。与 1999 年修订的诊断积分系统相比,简化诊断积分系统敏感性较差,特异性较好。简化标准能更好地对同时伴有其他自身免疫性疾病的患者进行排除性诊断。但需注意的是,简化标准容易漏诊部分不典型患者如自身抗体滴度低或阴性和/或血清总 IgG 水平较低甚至正常的患者。因此,对于疑似而简化标准不能确诊的患者,建议再以 1999 年积分系统进行打分,以免漏诊不典型患者。2015年我国《自身免疫性肝炎诊断和治疗共识》基本上采用上述诊断标准。简化诊断积分系统可用于我国AIH患者的临床诊断,具有较高的敏感性和特异性。

二、鉴别诊断

(一)急性病毒性肝炎

主要是急性起病的AIH和急性病毒性肝炎的鉴别。两者的主要区别在于:①AIH以女性青年居多,而急性病毒性肝炎男女比例相仿。②AIH慢性活动性肝炎的症状较明显,出现蜘蛛痣、肝掌较为常见,一半左右患者出现脾大,而急性病毒性肝炎的上述症状体征较少见。③AIH患者可伴有内分泌功能紊乱(如女性患者可出现闭经)及多系统症状,而病毒性肝炎上述表现较少见。④AIH可出现血小板减少、高γ-球蛋白血症、自身抗体阳性、凝血酶原时间延长,而急性病毒性肝炎患者则较少见上述临床情况。⑤急性病毒性肝炎患者血清中常可检测到病毒感染标志物,而AIH患者血清中病毒感染标志物一般为阴性。

(二)慢性病毒性肝炎

慢性病毒性肝炎临床表现及肝脏病理学活检与自身免疫性肝炎相似。两者的主要区别在于:①慢性病毒性肝炎除明显的消化道症状外,全身反应较少;AIH则多见肝外症状。②慢性病毒性肝炎患者一般血清中没有自身抗体而病毒感染标志物多呈阳性,但AIH患者自身抗体多为阳性,而病毒感染标志物标志为阴性。③然而,大约20%的慢性乙型或丙型肝炎病毒感染的患者出现ANA、SMA升高,但大多数情况下滴度相对较低。在这种情况下,检测pANCA可能有帮助,因为慢性病毒性肝炎患者伴有ANA、SMA阳性的患者很少出现pANCA阳性。

(三)原发性胆汁性肝硬化

AIH和原发性胆汁性肝硬化都好发于女性,早期通常都无症状,但AIH可发生于任何年龄,而原发性胆汁性肝硬化主要见于绝经后的女性。两者的主要鉴别点在于:①肝脏生化方面,AIH以转氨酶升高为主,而原发性胆汁性肝硬化以胆汁淤积(碱性磷酸酶、γ-谷氨酰转肽酶)为主。②自身抗体方面,AIH以ANA、SMA和LKM-1升高为主,而原发性胆汁性肝硬化以抗线粒体抗体升高为主。③肝组织学方面:AIH以界面性肝炎,小叶性肝炎或中央区-汇管区桥接坏死为主,而原发性胆汁性肝硬化以非化脓性胆管炎及小或中等胆管破坏为特征。④治疗反应方面,AIH对泼尼松联合硫唑嘌呤免疫抑制治疗应答较好,而原发性胆汁性肝硬化对UDCA治疗反应较好。

(四)原发性硬化性胆管炎

两者的鉴别点在于:①AIH 女性多见,而原发性硬化性胆管炎多见于 40 岁左右男性。②AIH 多伴发自身免疫性甲状腺炎、类风湿性关节炎、干燥综合征等,而原发性硬化性胆管炎主要伴发炎症性肠病。③AIH 以转氨酶升高为主,而原发性硬化性胆管炎以胆汁淤积(碱性磷酸酶、γ-谷氨酰转肽酶)为主。④组织学方面,AIH 以界面性肝炎,小叶性肝炎或中央区-汇管区桥接坏死为主,而 PSC 以胆管闭塞、胆管周围纤维化,胆管稀少或胆汁性肝硬化为特征。⑤AIH 胆管影像学检查一般无异常,而 PSC 可显示肝外、肝内胆管多发性狭窄扩张的串珠状表现。⑥免疫抑制治疗 AIH 效果较好,而治疗 PSC 几乎无效。

(五)药物性肝损伤

药物可以诱导 AIH 的形成。药物诱导的 AIH 和药物性肝损伤的临床特征相似,而且药物性肝损伤也可出现自身抗体,因此,AIH 和药物性肝损害在临床初诊时易混淆。两者的主要区别在于:①AIH 的诱导药物 90%以上为呋喃妥因和米诺环素,而其他药物多引起药物性肝损伤。②AIH 特征性的组织学改变是界面性肝炎,伴有汇管区及其周围或界面旁浆细胞的浸润和肝细胞碎屑样坏死。而汇管区中性粒细胞的浸润及肝内胆汁淤积多见于药物性肝损伤。③对于病情严重或者免疫特征明显的药物性肝损伤患者,可使用激素缓解病情。AIH 在激素停药后会复发,而药物性肝损伤一般不会复发。

(六)系统性红斑狼疮

两者主要的区别在于:①经典的系统性红斑狼疮很少有肝脏病变,即使有,也是先有全身症状,后才有肝脏损害,而 AIH 从一开始即有明显的肝损害。②系统性红斑狼疮的肝外器官损害较 AIH 更为严重。90%以上系统性红斑狼疮患者有关节症状,84%的患者有皮肤损害,75%的患者有肾脏损伤。③系统性红斑狼疮的血液中 SMA 多为阴性,而 AIH 则多为阳性。④系统性红斑狼疮患者的狼疮细胞阳性率达 80%~90%,且持续阳性难以逆转,而 AIH 患者狼疮细胞的阳性率仅为 15%。

三、治疗

AIH 启动因素的特性和范围目前尚不十分清楚。而且,引发免疫应答的自身抗原也不可能被去除,故主要通过抑制致病性免疫应答来进行治疗。

(一)标准治疗方案

1.泼尼松联合硫唑嘌呤治疗　泼尼松(龙)初始剂量为 30~40mg/d,并于 4~6

周内逐渐减量至15mg/d,并以5~7.5mg/d维持;硫唑嘌呤剂量为50mg/d或1mg/(kg·d),可尝试在维持治疗中完全停用泼尼松(龙)而硫唑嘌呤单药维持治疗。一般优先推荐联合治疗方案,特别适用于同时存在下述情况的AIH患者:绝经后妇女、骨质疏松、脆性糖尿病、肥胖、痤疮、情绪不稳及高血压患者。糖皮质激素的减量应遵循个体化原则,血清生化改善明显的患者可较快减量,而疗效不明显时可在原剂量上维持1~2周,以便观察疗效。泼尼松剂量低于15mg/d时,建议以2.5mg/d的幅度渐减至维持剂量(5~7.5mg/d)。提倡个体化治疗,根据血清转氨酶和IgG恢复情况调整泼尼松(龙)剂量。对于硫唑嘌呤应答但不耐受者可考虑在泼尼松(龙)基础上加用吗替麦考酚酯(0.5~1mg/d),分两次服用,但也应严密监测血常规变化。

2.泼尼松单剂治疗　初始剂量为40~60mg/d,并于4周内逐渐减量至20mg/d。单药治疗适用于合并血细胞减少、巯基嘌呤甲基转移酶缺乏、妊娠、恶性肿瘤以及疗程小于6个月的AIH患者和AIH可能诊断患者的试验性治疗。

(二)监测药物不良反应

无论是单用泼尼松还是与硫唑嘌呤联合治疗,所有患者都必须监测相关的药物不良反应。少于10%的患者因不良反应而中断治疗。这种情况下较合适的做法是:在控制病变活动性的前提下,单用皮质类固醇或硫唑嘌呤之一,且必须采用能控制疾病活动的最低剂量。对皮质类固醇有较大不良反应的患者可考虑单用硫唑嘌呤。

1.皮质类固醇激素的不良反应　长期使用皮质类固醇激素可出现严重不良反应。其中除了常见的Cushing征(满月脸、痤疮、水牛背、向心性肥胖)以外,还有骨质疏松和脊柱压缩、缺血性坏死、2型糖尿病、白内障、高血压、感染和精神病。患者由于不能接受其外貌上的变化及肥胖是造成中断治疗最常见的原因(占47%),其次为骨质减少造成的脊柱压缩(占27%)和脆性糖尿病(占20%)。

原有糖尿病、骨质疏松症、情绪不稳或有精神病史以及难治性高血压的患者,其皮质类固醇激素相关不良反应会表现得更为明显。虽然这些情况并不是使用皮质类固醇激素的禁忌证,但这类患者在治疗过程中需特别小心并严密监测以防治不良反应的发生。另外,上述患者可考虑在初始治疗中就加用硫唑嘌呤。

需长期接受糖皮质激素治疗的AIH患者,建议治疗前做基线骨病检测并每年监测随访。未行甲型和乙型病毒性肝炎疫苗接种或对上述病毒易感的AIH患者均应在治疗前接种上述疫苗。

2.硫唑嘌呤的不良反应　硫唑嘌呤的不良反应包括胆汁淤积性肝炎、静脉闭塞性疾病、胰腺炎、严重的恶心及呕吐、皮疹和骨髓抑制。有不到10%的患者在接受硫唑嘌呤50mg/d这一剂量时会出现上述不良反应，但可因减量或停用而改善。部分患者会因服用硫唑嘌呤而产生剧烈恶心和上腹痛，可用硫唑嘌呤的类似物6-巯基嘌呤来代替。以下人群不推荐使用硫唑嘌呤：先前已存在血细胞减少、恶性肿瘤、巯基嘌呤甲基转移酶缺乏。鉴于妊娠期间服用硫唑嘌呤的风险尚不明确，建议孕妇尽可能停用。美国FDA将硫唑嘌呤定为妊娠D级，故建议尽量在妊娠期间停用。鉴于产后AIH病情可能发生恶化，可在分娩前2周重新予以标准化治疗。并且产后每3周监测一次血清AST或ALT水平，至少随访3个月。硫唑嘌呤治疗前或治疗过程中出现血细胞减少的AIH患者，建议检测其血巯基嘌呤甲基转移酶活性。

(三)治疗反应与对策

疗程中每3~6个月检测一次血清AST或ALT、总胆红素和γ-球蛋白或IgG水平，以观察是否有所改善。治疗应维持至AST或ALT、总胆红素、γ-球蛋白或IgG水平降至正常范围以内。2010年AASID关于AIH诊治指南推荐完全生化应答的定义为血清转氨酶和IgG水平完全正常，而不是前一版指南中血清转氨酶低于正常上限2倍以内。目前认为，获得完全生化应答的患者肝内炎症一般比较轻微或正常，肝内组织学改变可缓解。除完全生化应答外，停用免疫抑制剂的指征包括肝内组织学恢复正常、无炎症活动的表现，因为即使轻度界面性肝炎的存在也预示着停药后复发的可能。

1.治疗缓解　治疗缓解是指症状消失，血清转氨酶、胆红素和γ-球蛋白恢复正常水平，肝组织学复常或处于非活动性肝硬化状态。AIH治疗缓解后，可在大于6周的时间内逐渐停用泼尼松；撤药期间每3周检测一次血清AST或ALT、总胆红素和γ-球蛋白的水平，停药后每3月复查一次；之后的1年内甚至终生，建议每半年复查一次相关实验室指标。

2.复发　AIH复发是指经免疫抑制治疗缓解后，血清AST或ALT>3×ULN。撤药后初次复发患者，建议再次以初始治疗的剂量给予泼尼松联合硫唑嘌呤治疗，之后逐渐减量并以硫唑嘌呤2mg/(kg·d)单药或泼尼松小剂量(10mg/d)维持治疗。鉴于大剂量硫唑嘌呤可能引发的严重不良反应(如骨髓抑制甚至衰竭)，临床工作中硫唑嘌呤用量最大不超过75mg/d，并且硫唑嘌呤服用过程中患者需每2周检测一次血常规以监测骨髓造血情况，故该药单独维持治疗要求患者本身有良好的依从性。因此，若无明显激素不良反应，一般以小剂量泼尼松(10mg/d)来进行单药维持治疗。对于有AIH复发史、以硫唑嘌呤或小剂量泼尼松长期维持治疗的患者,建议至少治疗24个月且血清AST或ALT持续正常,经充分权衡利弊后才可尝试逐渐停药。

3.治疗应答不完全　治疗应答不完全是指经2～3年治疗后,尽管考虑到存在相关并发症,但临床表现、实验室指标和肝组织学并无或仅轻微改善;上述指标并无进一步恶化。AIH治疗应答不完全进一步的治疗措施为:泼尼松剂量每月减少2.5mg直至最低维持剂量(≤10mg/d)以防血清AST或ALT的恶化;激素耐受时,硫唑嘌呤2mg/(kg·d)可作为替代疗法,使此类患者处于无症状、实验室指标稳定的状态。

4.药物毒性　AIH治疗的药物毒性是指进行性发展的容貌严重变化、症状性骨质疏松、情绪不稳、控制不佳的高血压、脆性糖尿病或进展性血细胞减少。AIH出现药物毒性进一步处理措施为:药物减量或停用;使用可耐受的药物以合适剂量维持治疗。布地奈德是第二代皮质类固醇激素,其在肝脏的首过清除率较高(约90%)。来自欧洲的多中心临床研究表明,布地奈德联合硫唑嘌呤治疗,较泼尼松和硫唑嘌呤治疗能更快诱导缓解,而糖皮质激素相关不良反应显著减轻,可作为AIH的一线治疗。目前多用于需长期应用泼尼松(龙)维持治疗的AIH患者,从而减少激素的不良反应。在肝硬化门脉侧支循环开放患者中,布地奈德可通过侧支循环直接进入体循环而失去首过效应的优势。同时布地奈德还可能引起门脉血栓潜在风险,因此不宜在肝硬化患者中应用。

5.治疗失败　常规治疗过程中出现临床症状、实验室检查或组织学恶化,即治疗失败,建议给予大剂量泼尼松(60mg/d)单药或泼尼松(30mg/d)联合较大剂量硫唑嘌呤50～75mg/d联合治疗。生化指标改善后每月将泼尼松减量10mg,硫唑嘌呤减量直至达到标准化治疗剂量。治疗失败的成人AIH患者给予大剂量泼尼松或泼尼松联合较大剂量硫唑嘌呤治疗仍无效后,可考虑换用其他药物如环孢素、他克莫司或吗替麦考酚酯。吗替麦考酚酯或环孢素是在治疗失败的患者中应用最多的试验性替代免疫抑制剂。来自欧洲一项研究表明,泼尼松联合吗替麦考酚酯作为AIH的一线治疗,可使88%的患者出现生化应答(即血清生化和血清IgG水平恢复正常),而且生化应答往往在治疗开始后的3个月内。12%的患者出现生化部分应答。治疗失败患者需考虑肝移植术的可能性。

(四)肝移植

下列AIH患者需考虑肝移植:急性肝衰竭、失代偿期肝硬化且终末期肝病模型(MELD)≥15分,或符合肝移植标准的肝癌患者。AIH复发的肝移植患者建议以泼尼松+硫唑嘌呤联合治疗,相关剂量应根据AST或ALT被抑制的水平来调整，或者可增加激素用量并同时优化钙调磷酸酶抑制剂的剂量（推荐他克莫司）。若复发患者长期 AST 或 ALT 无法复常，建议在激素合用钙调磷酸酶抑制剂的基础上加用吗替麦考酚酯。肝移植后的难治性复发性 AIH 患者，当进展至移植肝功能丧失时应考虑再次肝移植。

第二节 肝性脑病

一、概述

肝性脑病（HE）是严重肝病引起的、以代谢紊乱为基础的中枢神经系统功能失调的综合征，以行为、精神异常，意识障碍，昏迷为主要特征。肝性脑病的预后极差。

根据学术界长期以来对肝脏功能、组织解剖和与相关脏器的关系以及肝性脑病的研究，晚近有学者将肝性脑病的病因基础由"严重肝病"修正为"严重的肝脏功能失调或障碍"，包括急性肝衰竭、不伴有内在肝病但有严重门体分流，以及慢性肝病/肝硬化 3 种主要类型，并对应于相应的临床表现。2001 年有关肝性脑病的国际会议采纳了这种分型，提出了肝性脑病的最新共识，将此临床综合征分为 A、B、C 3 种类型，实际也恰好取了分别代表"急性""分流"和"肝硬化"的英文首字母以便记忆。

肝性脑病常见于终末期肝硬化，病毒性肝炎肝硬化最多见，也可由改善门静脉高压的门体分流手术引起。在肝硬化患者中，显性肝性脑病占 30%～45%，如果将亚临床 HE 也计算在内，肝硬化发生 HE 的比例可达 70%。小部分肝性脑病见于重症病毒性肝炎、中毒性肝炎和药物性肝病的急性或暴发性肝衰竭阶段。更少见的有原发性肝癌、妊娠期急性脂肪肝、严重胆道感染等。

肝性脑病特别是门体分流性脑病常有明显的诱因，常见的有上消化道出血、大量排钾利尿、放腹腔积液、高蛋白饮食、催眠镇静药、麻醉药、便秘、尿毒症、外科手术感染等。

HE 的发病机制至今未完全明了。一般认为，其发病机制与血脑屏障受损、肠道毒性物质直接进入体循环、中枢神经系统神经递质改变等有关。

1.氨中毒学说　氨代谢紊乱引起氨中毒是肝性脑病，特别是门体分流性脑病的重要发病机制。

(1)氨的形成和代谢：血氨主要来自肠道、肾和骨骼肌生成的氨，胃肠道是氨进入身体的主要门户。机体清除氨的途径有：①尿素合成。②脑、肾、肝在供能时,耗氨合成谷氨酸和谷氨酰胺。③肾形成大量 NH_4^+ 而排出 NH_3。④肺部可呼出少量 NH_3。

(2)肝性脑病时血氨增高的原因和影响氨中毒的因素：血氨增高主要是由于生成过多和(或)代谢清除过少。在肝衰竭时,肝将氨合成为尿素的能力减退,门体分流存在时,肠道的氨未经肝解毒而直接进入体循环,使血氨增高。影响氨中毒的因素有以下几种。

①摄入过多的含氮食物(高蛋白饮食)或药物,或上消化道出血时肠内产氨增多。

②低钾性碱中毒：呕吐、腹泻、利尿排钾、放腹腔积液、继发性的醛固酮增多症均可致低钾血症。低钾血症时,尿排钾量减少而氢离子排出量增多,导致代谢性碱中毒,因而促使 NH_3 通过血脑屏障,进入细胞产生毒害。

③低血容量与缺氧：休克与缺氧可导致肾前性氮质血症,使血氨增高。脑细胞缺氧可降低脑对氨毒的耐受性。

④便秘：使氨、胺类和其他有毒衍生物与结肠黏膜接触的时间延长,有利于毒物吸收。

⑤感染：增加组织分解代谢从而增加产氨,失水可加重肾前性氮质血症,缺氧和高热可增加 NH_3 毒性。

⑥低血糖：葡萄糖是大脑产生能量的重要燃料。低血糖时能量减少,脑内去氨活动停滞,氨的毒性增加。

⑦其他：镇静、催眠药可直接抑制大脑和呼吸中枢,造成缺氧。麻醉和手术增加肝、脑、肾的功能负担。

(3)氨对中枢神经系统的毒性作用：一般认为氨对大脑的毒性作用是干扰脑的能量代谢,抑制丙酮酸脱氢酶活性,影响乙酰辅酶 A 合成,干扰脑中三羧酸循环,引起高能磷酸化合物浓度降低。氨还可直接干扰神经传导而影响大脑的功能。

2.γ-氨基丁酸/苯二氮䓬复合体学说　肝性脑病是由于抑制性 GABA/BZ 受体增多所致。

3.胺、硫醇和短链脂肪酸的协同毒性作用　甲基硫醇、二甲基亚砜、短链脂肪酸均能诱发实验性肝性脑病,协同作用毒性更强。

4.假神经递质学说　酪氨酸、苯丙氨酸在脑内生成 β-羟酪胺,苯乙醇胺与去甲肾上腺素相似,但不能传递神经冲动,使兴奋冲动不能传至大脑皮层。

5.氨基酸代谢不平衡学说　胰岛素在肝内活性降低,促使大量支链氨基酸进入肌肉,支链氨基酸减少,芳香族氨基酸增多。

二、诊断

(一)临床表现

急性 HE 常见于暴发性肝炎,有大量肝细胞坏死和急性肝衰竭,可有诱因。慢性 HE 多为门体分流性脑病,多见于肝硬化患者和(或)门腔分流手术后,以慢性反复发作性木僵与昏迷为突出表现。除出现性格和行为改变、昏睡、昏迷等症状,常伴有明显黄疸、出血倾向和肝臭,易并发各种感染、肝肾综合征和脑水肿等情况。检查时可出现扑翼样震颤、肌张力增高、腱反射亢进、巴氏征阳性等。临床可分以下四期:

一期(前驱期):轻度性格改变和行为失常,可有扑翼(击)样震颤,脑电图多数正常。

二期(昏迷前期):以意识错乱、睡眠障碍、行为失常为主。前驱期的症状加重。多有睡眠时间倒置,有明显神经体征,如腱反射亢进、肌张力增高、踝阵挛及 Babinski 征阳性等。此期扑翼样震颤存在,脑电图有特征性异常。患者可出现不随意运动及运动失调。

三期(昏睡期):以昏睡和精神错乱为主,各种神经体征持续或加重,大部分时间患者呈昏睡状态,但可以唤醒。醒时可应答对话。扑翼样震颤仍可引出。肌张力增高。锥体束征常呈阳性,脑电图有异常波形。

四期(昏迷期):神志完全丧失,不能唤醒。浅昏迷时,对疼痛刺激和不适体位尚有反应,腱反射和肌张力仍亢进和增高。由于患者不能合作,扑翼样震颤无法引出。深昏迷时,各种反射消失,脑电图明显异常。

对肝硬化患者进行常规的心理智能测验可发现亚临床性脑病。

(二)主要诊断依据

1.严重肝病(或)广泛门体侧支循环。

2.精神紊乱、昏睡或昏迷。

3.肝性脑病的诱因。

4.明显肝功能损害或血氨增高。扑翼(击)样震颤和典型的脑电图改变有重要参考价值。

三、治疗

(一)药物治疗

HE目前尚无特效疗法,围绕肝性脑病发病机制假说中提到的因素,治疗主要集中在纠正几种物质的代谢异常。但由于肝性脑病病情的多变性和复杂性,这些处理方法几乎都受到过质疑。目前本病治疗应采取综合措施,一般包括支持治疗,积极预防并治疗并发症;确认并设法去除诱因,保持内环境稳定;减少肠源性毒物生成及吸收,促进肝细胞再生;直接或间接调节神经递质的平衡,如用支链氨基酸等。

1.消除诱因　预防和处理肝性脑病的各种诱因非常重要。肝硬化患者不能耐受麻醉药、止痛药、镇静药。患者狂躁不安或有抽搐时,禁用吗啡及其衍生物、副醛、水合氯醛、哌替啶及速效巴比妥类,可减量使用地西泮、东莨菪碱,并减少给药次数。必须及时控制感染和上消化道出血,避免快速和大量的排钾利尿和放腹腔积液。注意纠正水、电解质和酸碱平衡失调。

2.减少肠源性毒物生成及吸收

(1)饮食:为减少氨的来源,传统上建议肝性脑病患者应限制蛋白质的摄入,尤其是重症患者,应停止所有蛋白质的摄入,应随病情好转逐渐增加蛋白质的摄入量直至临床耐受的最大限度。目前这个建议已受到质疑。因为大多数肝硬化患者存在营养不良,长时间限制蛋白饮食会加重营养不良的严重程度。且负氮平衡会增加骨骼肌的动员,反而可能使血氨含量增高。

(2)灌肠或导泻:可用生理盐水和弱酸性溶液如稀醋酸液灌肠,以减少氨的吸收,忌用碱性溶液如肥皂水灌肠。对于急性门体分流性肝性脑病昏迷患者用乳果糖500mL加水500mL灌肠作为首要治疗,效果较好。

(3)抑制肠道细菌生长:植物蛋白含非吸收性纤维,被肠菌酵解产酸有利于氨的排除。

①乳果糖:是人工合成的双糖(6半乳糖-5葡萄糖),在小肠内不被分解吸收,在结肠内被厌氧菌分解为乳酸和醋酸。其作用既通过降低肠腔内pH,增加游离氢离子与氨结合成胺,排出肠道,从而减少氨的吸收;还通过促进肠道乳酸杆菌生长而使氨进入细菌蛋白质内,与此同时,使分解蛋白产尿素的细菌(大肠杆菌、厌氧菌等)相应受到抑制,从而减少氨的产生。同时,还通过缓泻作用促进氨的排出。口服剂量需要个体化,可以顿服和分次服,以患者每日排2~3次软便、粪便pH 5~6为宜。乳果糖灌肠后应保留一段时间,并使患者变换体位以使全结肠均能接触。

现在乳果糖已经被当作肝性脑病的标准治疗,以至于所有新的抗肝性脑病药物在考核疗效时均以其为对照。

②微生态制剂:服用不产生尿素酶的有益菌活制剂如双歧杆菌、乳酸杆菌、肠球菌等,可抑制产尿素酶细菌的生长,并酸化肠道,对防止氨和其他有毒物质的吸收有一定好处。乳果糖可促进肠道有益菌,与微生态制剂联合使用具有互补作用,可改善肠道的微生态平衡。

③新霉素:可使70%~80%患者好转,标准剂量为1g,3~4/d。但是,国外研究认为,新霉素仅仅是乳果糖、拉克替醇等非吸收缓泻药的替代品,可用于对非吸收缓泻药不能耐受,或者因其他原因腹泻不能服用乳果糖和拉克替醇者。尽管新霉素吸收很少,仅仅不到4%,仍可能引起耳和肾毒性,因此,使用时间不宜超过1个月。

④利福昔明(国内商品名为新生霉素):是利福霉素衍生物,能抑制细菌RNA的合成。口服不吸收,用于新霉素不能耐受或肾功能损害的患者。利福昔明与乳果糖在减少肠内产氨菌方面具有协同作用,并且由于其适合于肾损害的患者,所以可用于较长时间的治疗。每6h 250mg,或每12h 500mg口服。

3.促进有毒物质的代谢清除,纠正氨基酸代谢的紊乱

(1)降氨药物

①谷氨酸钾和谷氨酸钠:二者在ATP及镁离子作用下,可与氨结合形成谷氨酸胺,从肾脏排出。应用于临床已40余年,而现在认为该类药物只能暂时降低血氨,对脑组织内氨的浓度没有改善,并且易导致脑水肿和代谢性碱中毒而加重肝性脑病,国外已淘汰,我国一些地区仍在使用,其确切疗效仍有争议。常用剂量为谷氨酸钠11.5g,谷氨酸钾6.3g,加入250~500mL葡萄糖水中静滴,每日可重复2~3次。谷氨酸钾、谷氨酸钠比例视血清钾、钠浓度和病情而定,尿少时用钾剂,明显腹腔积液和水肿时慎用钠剂。

②精氨酸:盐酸精氨酸是肝脏鸟氨酸循环合成尿素过程中的中间产物,可促进尿素合成,间接参与氨的清除。以25%的盐酸精氨酸40~80mL加入葡萄糖溶液中,每日静滴1次。该药为盐酸盐,呈酸性,故适用于血pH偏高的患者。对于A型HE患者,由于肝衰竭时缺乏鸟氨酸氨基甲酰转移酶和精氨酸酶而导致效果较差;B型疗效较好。

③苯甲酸钠:可与肠内残余氨质如甘氨酸或谷氨酰胺结合,形成马尿酸,经肾脏排出,因而降低血氨。治疗急性门体分流性脑病的效果与乳果糖相当。剂量为

每日2次，每次口服5g。

④苯乙酸：与肠内谷氨酰胺相结合，形成无毒的马尿酸，经肾脏排出，降低血氨浓度。

⑤鸟氨酸—门冬氨酸：是最近用于临床的新药。鸟氨酸能增加氨基甲酰磷酸合成酶和鸟氨酸氨基甲酰转移酶活性，其本身也是鸟氨酸循环的重要素质，促进尿素合成。门冬氨酸可促进谷氨酰胺合成酶的活性，促进脑、肝、肾的利用和消耗氨基酸以合成谷氨酸和谷氨酰胺而降低血氨。每日静脉滴注20g，能显著降低HE患者血氨。

⑥鸟氨酸—α-酮戊二酸：鸟氨酸的药理机制如前所述，α-酮戊二酸可增加氨酰胺合成酶活性，其本身还是三羧酸循环的重要物质，能与氨结合形成谷氨酸，但其疗效不如鸟氨酸—门冬氨酸。

(2) 支链氨基酸(BCAA)：口服或静注以BCAA为主的氨基酸混合液，在理论上可纠正氨基酸代谢的不平衡，减少大脑中假性神经递质的形成，但对门体分流性脑病的疗效尚存争议。静脉使用支链氨基酸在临床上非常普遍，临床常用支链氨基酸液、六合氨基酸液等。如肝安注射液250~500mL静脉滴注，每日1次。Als-Nielsen等的Cochrane系统评价得出，与糖类、新霉素、乳果糖、限制蛋白饮食相比，口服或静脉输注BCAA对HE的改善优于对照组，但在生存率方面没有差异。

(3) GABA/BZ复合受体拮抗药：如氟马西尼、荷包牡丹碱，BZ受体的拮抗剂为氟马西尼。氟马西尼已试验性用于临床。推荐使用剂量为0.5mg加0.9%生理盐水10mL在5min内推注完毕，再用1.0mg加入250mL生理盐水中滴注30min，对肝硬化伴发HE者的症状有很大改善。Als-Nielsen等的Cochrane系统评价结果表明，氟马西尼可以短期改善HE，具有促醒的作用，但对HE的恢复和生存率没有影响。氟马西尼可以作为慢性HE的一种治疗措施，但不推荐常规使用。

(4) 物理型人工肝或者生物型人工肝：人工肝支持系统一直是肝衰竭治疗领域的研究热点之一。其中物理型人工肝与肾衰竭时使用的血液透析效果类似；此外，还有生物型人工肝。非生物型人工肝已在我国临床广泛应用，据报道有较好疗效。因此，在正确掌握适应证的前提下，合理、规范的应用人工肝支持系统，将其作为过渡到肝移植的桥梁，可能有助于提高肝性脑病的总体临床疗效。分子吸附再循环系统是一种新的人工肝支持系统，其可以清除血浆白蛋白结合毒素，不同情况下的肝性脑病患者都可以使用。对于急性肝衰竭患者，能减轻脑水肿，改善精神状态。对于肝硬化合并肝性脑病患者，可以减轻肝性脑病的程度。因此，分子吸附再循环系统是一项有效的肝性脑病治疗措施,尤其是对于那些经传统治疗效果不佳的患者。生物型人工肝是含有猪肝细胞、人肝细胞等的人工肝,已经运用于肝性脑病的治疗,尤其是急性肝衰竭。生物型人工肝可有效降低颅内压,减轻脑水肿,并可作为肝移植的过渡疗法。治疗肝衰竭的患者,人工肝支持系统仅限于慢性基础急性发作的情况下才有效。对于急性肝衰竭的患者,其治疗效果仍有待进一步研究。

(二)肝移植

肝移植是治疗各种终末期肝病的有效方法。对肝衰竭的患者,肝移植是最积极改善症状的治疗。出现肝性脑病的肝硬化患者,不管其肝性脑病的程度和诱因如何,预后都是不佳的。有研究报道肝性脑病第1次出现后,患者1年和3年的存活率分别是42%和23%。这提示对肝硬化患者,只要无禁忌证,肝性脑病应该是肝移植的指征。但慢性肝性脑病的患者行肝移植后,神经系统的表现可能不会或仅有部分改善。因此,是否对持续性的肝性脑病患者,在引起脑器官损害前进行早期肝移植仍有争议。

(三)其他对症治疗

1.纠正水、电解质和酸碱平衡失调:每日入液总量以不超过2500mL为宜。肝硬化腹腔积液患者入液量约为尿量+1000mL/d。及时纠正缺钾和碱中毒,缺钾者补充氯化钾;碱中毒者可用精氨酸盐溶液静脉滴注。

2.保护脑细胞功能:用冰帽降低颅内温度,降低能量消耗。

3.保持呼吸道通畅:深昏迷者,应作气管切开排痰给氧。

4.防治脑水肿:静脉滴注高渗葡萄糖、甘露醇等脱水剂以防治脑水肿。

5.防治出血性休克。

6.腹透和血透。

第三节　肝硬化

一、概述

肝硬化是一个病理解剖学名词,是指各种原因引起的肝细胞弥漫性坏死、再生,诱发纤维结缔组织增生、小叶结构破坏、重建假小叶形成及结节增生。在此基础上出现一系列肝功能损害与门脉高压症的临床表现。在我国肝硬化主要病因依然是病毒性肝炎,但随着居民酒精消耗量的增加,酒精性肝硬化发病率逐年升高。

但一些临床研究证据显示,西方近年来并未因治疗条件的改善而使其死亡率降低,相反在苏格兰1990年以来却因酒精消费量的增加,男性肝硬化的死亡率较20世纪90年代之前增加了近2倍。其他的病因如脂肪肝、胆汁淤积、药物、营养等方面的因素长期损害所致。

在我国肝硬化及其并发症占40~60岁成年男性死亡原因的第1位,而在美国是45~54岁成年人的第5位死亡原因,而肝硬化住院患者中死亡率高达10%。肝组织再生结节的形成是肝硬化典型的病理改变,是肝细胞坏死、纤维组织塌陷及继发的细胞外基质过度沉积、血管床变形、残余的肝实质细胞结节状再生的结果。

二、诊断

(一)形态学诊断

肝脏显著纤维化,再生结节形成,出现假小叶。

(二)临床诊断标准

1. 门脉高压表现 食管和胃底静脉曲张、痔核形成、腹腔积液、脾功能亢进等,腹壁静脉曲张较少见。

2. 肝功能不全表现

(1)体征:色素沉着、面色黝黑、面部毛细血管扩张、蜘蛛痣、肝掌、男性乳房增大、睾丸萎缩等。

(2)肝功能检查:轻重不等的贫血,白细胞和血小板降低,血清白蛋白降低、γ-球蛋白升高、凝血酶原时间延长,血清胆固醇酯减少,血清胆碱酯酶减少,肝脏的清除试验异常,谷丙转氨酶(ALT)、谷草转氨酶(AST)、胆红素的异常表示肝细胞受损,血清胆固醇减少,血清胆碱酯酶减少,γ-谷氨酰转肽酶(γ-GT)升高,反映肝纤维化的血清指标(Ⅲ型前胶原肽、透明质酸、板层素)可增高。

(3)腹腔积液。

(4)肝性脑病。

3. 影像学检查 B型超声、CT、磁共振(MRI)、放射性核素显像等检查显示肝硬化征象。

肝硬化患者症状典型诊断容易,但可以无典型的临床症状或处于隐匿性代偿期,确诊有一定困难。因此,诊断肝硬化是一综合性诊断,需通过肝功能检查,血常规检查,食管钡透或内镜检查,B超检查,肝组织学检查综合评估诊断。

三、鉴别诊断

鉴别诊断见表 4-1。

表 4-1 门脉高压症鉴别诊断

	肝大	脾大	腹腔积液	PU	食管胃底腹壁静脉曲张	肝功能异常
肝硬化	＋	＋	＋	－	＋	＋
慢性肝炎	＋	－	±			＋
原发性肝癌	＋	－	±		－	＋

四、治疗

（一）饮食治疗

肝硬化患者合理饮食及营养，有利于恢复肝细胞功能，稳定病情。应给予高蛋白饮食，可以减轻体内蛋白质分解，促进肝脏蛋白质的合成，维持蛋白质代谢平衡。足够的热量与高维生素供应，既保护肝脏，又增强机体抵抗力，减少蛋白质分解。具体是每天供应蛋白 1g/kg 体重及新鲜蔬菜水果等。一般主张食物热量供给的来源，按蛋白质 20%、脂肪及糖类各 40% 分配。肝功能减退，脂肪代谢障碍，要求低脂肪饮食，否则易形成脂肪肝。高维生素及微量元素丰富的饮食，可以满足机体需要。

（二）病因治疗

根据肝硬化的特殊病因给予治疗。血吸虫病患者在疾病的早期采用吡喹酮进行较为彻底的杀虫治疗，可使肝功能改善，脾脏缩小。动物实验证实经吡喹酮早期治疗能逆转或中止血吸虫感染所致的肝纤维化。酒精性肝病及药物性肝病，应中止饮酒及停用中毒药物。

（三）一般药物治疗

根据病情的需要主要补充多种维生素。另外，护肝药物如肌苷为细胞激活剂，在体内提高 ATP 的水平，转变为多种核苷酸，参与能量代谢和蛋白质合成。大多数学者认为早期肝硬化患者，盲目过多用药反而会增加肝脏对药物代谢的负荷，同时未知或已知的药物不良反应均可加重对机体的损害，故对早期肝硬化患者不宜过多长期盲目用药。

（四）改善肝功能和抗肝纤维化

肝功中的转氨酶及胆红素异常多揭示肝细胞受损，应按照肝炎的治疗原则给予治疗。

(五)腹腔积液治疗

1.限制水钠入量　每天进水量限制在1000mL左右,氯化钠0.6~1.2g。目前不主张进一步限钠,因患者难于耐受。

2.利尿剂治疗

(1)适用于血清—腹腔积液白蛋白梯度高的患者,血清—腹腔积液白蛋白梯度低的患者对限制钠摄入和利尿剂的效应较差。

(2)利尿剂的一般治疗原则:①从小剂量开始。②用药应个体化。③合理用药。④联合用药。⑤间歇、交替用药。

(3)传统的起始口服利尿剂治疗包括早晨单次服用螺内酯100mg,或螺内酯100mg+呋塞米40mg。如果体重减轻和尿钠排除仍不够,单用螺内酯治疗的剂量增加到200mg/d;如果需要增至每天400mg,或呋塞米和螺内酯同时增加,这两个药物的剂量比例要保持在2:5以维持正常血钾,即分别至80mg/d和200mg/d以及至160mg/d和400mg/d。呋塞米的最大剂量是160mg/d,螺内酯的最大剂量是400mg/d。现多主张保钾利尿药连续用,排钾利尿剂间歇给药方案。所谓间歇给药一般是隔日、隔两日用药1次或用药4~5d停2~3d的方法。近年有学者推荐如下方案:开始呋塞米40mg/d、螺内酯100mg/d,用药4~5d无效者,则将剂量渐增至呋塞米160mg/d、螺内酯400mg/d,如仍无效则认为对利尿剂有抵抗。

如果液体负荷不重,单用螺内酯治疗法可能已足够,比单用呋塞米有效。但单用螺内酯治疗可以并发高钾血症和男子乳腺发育。螺内酯的作用可能要到治疗开始后几天才明显。在有实质性肾脏疾病存在时,由于高钾血症而对螺内酯的耐受性可能减低。氨氯吡脒和氨苯蝶啶是螺内酯的取代药物。如果出现低钾血症,暂时停止使用呋塞米。在有水肿存在时,每日体重减轻没有限制。在水肿消退后,每日体重减轻的最大值应在0.5kg左右,这是为了避免由于血管内容量耗失而引起氮质血症。利尿剂敏感患者不应使用系列大量穿刺放液治疗。

(4)停止使用利尿剂的指征:①脑病。②尽管限制液体摄入,血清钠<120mmol/L。③血清肌酐>2.0mg/dl。④有利尿剂引起的明显并发症。⑤高钾血症和代谢性酸中毒(螺内酯)。

3.顽固性腹腔积液的治疗

(1)顽固性腹腔积液定义:对限制钠的摄入和大剂量的利尿剂(螺内酯400mg/d,呋塞米160mg/d)治疗无效的腹腔积液,或者治疗性腹腔穿刺术放腹腔积液后很快复发。利尿治疗失败表现为仅应用利尿剂出现体重不降或下降无几,同时尿钠的排出小于78mmol/d,或者利尿剂导致有临床意义的并发症,如脑病、血清肌酐大于176.8μmol/L、血钠小于120mmol/L或血清钾大于6.0mmol/L。

(2)系列大量穿刺放液:系列大量穿刺放液(6~10l)对控制顽固性腹腔积液是安全、有效的。在每日饮食摄入钠88mmol而没有尿钠排泄的患者,约需要每两周进行一次穿刺放液。穿刺放液的频率受到低钠饮食依从性程度的影响。腹腔积液的钠含量约是130mmol/L,因此一次穿刺放液6L除去780mmol的钠。每日饮食摄入88mmol钠,非尿丧失排泄10mmol,在尿中无钠的患者每日钠潴留78mmol。因此,一次6L穿刺放液除去了10d的潴留钠,一次10L的穿刺放液除去约17d的潴留钠。对尿钠排泄量超过0的患者,需要穿刺放液的次数应减少。需要高于每2周一次进行10L穿刺放液的患者是不顺从低盐饮食者。

目前国内大多数学者认为,一般情况下,每排放1L腹腔积液输清蛋白10g对消除腹腔积液有益。Gines等的研究结果提示,如果一次抽腹腔积液少于4~5L,不输白蛋白也可达到同样效果。

(3)腹腔积液浓缩回输:利用自身腹腔积液中的蛋白提高有效血容量,每次放出腹腔积液5000mL,浓缩处理(超滤或透析)成500mL静脉输注,应防治感染、电解质紊乱等不良反应。

(4)经颈静脉肝内门体分流术(TIPSS):经颈静脉肝内门体分流术是由放射介入科医师安置侧—侧门—体静脉分流支架。TIPSS是治疗顽固性腹腔积液的一种有效治疗,脑病的发生率不一定增加,而生存质量可能比系列大量穿刺放液治疗的患者佳。TIPSS伴有抑制抗利尿钠系统、改善肾功能和肾对利尿剂的效应。

(5)腹膜—静脉分流术:腹膜—静脉分流术(如LeVeen或Denver)的远期通畅较差。它可伴有严重的并发症,包括腹膜纤维化,而且与标准治疗相比较没有生存优势。腹膜—静脉分流术适用于对利尿剂呈抗性而又不能进行肝移植和系列大容量穿刺术(因为多个手术瘢痕或距离能施行穿刺放液术的医生较远)的患者。

(6)淋巴液引流术:肝淋巴液自肝包膜表面不断漏入腹腔是难治性腹腔积液的重要原因,采用胸导管—颈内静脉吻合术,可增加淋巴引流量,减轻腹腔积液的形成。

4.肝移植　目前原位肝移植已成为治疗肝硬化终末期的最有效方法。术后患者的1年、5年生存率分别为80%~90%和70%~80%。除经典的原位肝移植及背驮肝移植外,肝移植的方法还有劈离肝移植、减体积肝移植、活体部分肝移植、辅助性肝移植及多器官联合肝移植等。

第五章 胆胰疾病

第一节 急性胆囊炎

急性胆囊炎是细菌感染、化学刺激及胆囊缺血等原因引起的胆囊急性炎症。急性胆囊炎有急性结石性胆囊炎和急性非结石性胆囊炎。以胆囊炎的临床病理学特征进行分类,急性胆囊炎可分为急性单纯性胆囊炎、急性化脓性胆囊炎、急性坏疽性胆囊炎和胆囊穿孔4种类型。

病因及发病机制如下。

1.胆囊结石 结石梗阻/嵌顿于胆囊管或胆囊颈,损伤胆囊颈部黏膜,致局部水肿,炎性改变,从而导致胆囊炎,甚至坏死。

2.细菌感染 可由全身感染或局部病灶之病菌经血行、淋巴、胆道、肠道,或邻近器官炎症扩散等途径侵入,或寄生虫的侵入及其带入的细菌,致病菌主要为革兰阴性杆菌,以大肠埃希菌最为常见,其他致病菌还有肠球菌、绿脓杆菌、厌氧菌等。

3.胆汁中高浓度的胆盐或胰液反流进入胆囊,具有活性的胰酶,均可刺激胆囊壁发生明显炎症变化。

4.血管因素 由于严重创伤、烧伤、休克、多发骨折、大手术后等因血容量不足、血管痉挛,血流缓慢,使胆囊动脉血栓形成,致胆囊缺血坏死,甚至穿孔。

5.其他 食物过敏、糖尿病、结节性动脉周围炎、恶性贫血等,可能与胆囊炎发病有关。

【诊断标准】

1.临床表现

(1)症状:①胆绞痛典型发作过程是右季肋部或上腹部突发性绞痛或持续性剧痛阵发性加重,疼痛常放射至右肩胛下区,于脂餐或饱食后发生;患者辗转不安,常伴有恶心、呕吐、厌食等。②部分患者可有轻度黄疸,提示可能同时存在胆总管梗阻(有胆总管结石或胆囊颈压迫所致胆总管扩张梗阻-Mimzi's综合征可能)。③多数患者有中等度发热,可有寒战、纳差、腹胀。④当有胆囊坏死、穿孔时可出现高热、寒战、腹痛加剧,严重者可出现烦躁、谵妄,甚至昏迷、休克等表现。

(2)体征:①右上腹压痛,Murphy征阳性,可有肌紧张和反跳痛,30%～50%患者可触及肿大胆囊。②部分患者可有巩膜黄染。③当出现脉搏加速、呼吸加快、血压下降及弥漫性腹膜炎等表现时,提示病情加重,有发生胆囊坏疽或穿孔可能。

2.实验室检查

(1)血白细胞:总数及中性粒细胞数增高,可出现核左移。

(2)血总胆红素可升高。

(3)血清淀粉酶:当伴发胰腺炎时可升高。

3.辅助检查

(1)B型超声波检查:有确诊意义,可确定有无结石存在,表现为胆囊内强回声及后方的声影;胆囊增大、胆囊壁水肿而呈"双边"征,严重者出现胆囊周围渗液或包裹性积液。

(2)腹部CT检查:对B超检查后仍不能明确诊断者有帮助。适用于了解胆系肿瘤,是否合并胰腺病变,及胆总管下段有无结石等。

(3)磁共振及胰胆管成像(MRI+MRCP):适合于伴有梗阻性黄疸的患者,了解有无胆总管梗阻及梗阻原因。

【治疗原则】

积极地保守治疗为主,控制病因与改善症状,尽可能地避免急诊手术。

1.禁食　必要时行胃肠减压,静脉补充液体和电解质,合理的能量支持。

2.应用解痉止痛药　如山莨菪碱,丁溴东莨菪碱等;镇痛剂使用需注意勿掩盖病情变化,遗漏胆囊穿孔诊断。

3.抗生素　主要选择针对革兰阴性杆菌和厌氧菌的抗生素,如头孢曲松、头孢哌酮舒巴坦、喹诺酮类、甲硝唑等抗菌药物。

4.其他治疗　对于有糖尿病的患者要注意控制血糖,纠正酮症。急性期慎用利胆药。

5.手术治疗

(1)急性胆囊炎胆囊结石是胆囊切除术的适应证。可依患者情况选择腹腔镜下手术或开腹手术。如患者全身状况允许,可行胆囊切除术,应争取应用抗生素等手段使胆囊炎症得到有效控制,症状缓解,待炎症吸收消退后择期手术。

(2)胆囊造瘘术如患者病情危重、手术条件差,胆囊炎症重,非手术效果欠佳,可选择该术式,以引流为主,使炎症进展得到遏制。

(3)如胆囊穿孔,胆囊周围积脓,炎性包裹及粘连较重,可切开引流,控制炎症。

6.合并症治疗　如急性胆囊炎同时合并胆总管结石、胆总管梗阻,可同时行ERCP十二指肠乳头切开取石或者术中胆总管切开取石。

第二节　慢性胆囊炎

一、概述

慢性胆囊炎指胆囊的慢性炎症,是胆囊的一种常见疾病,常合并胆囊结石,少数为非胆石性慢性胆囊炎,可由急性胆囊炎未彻底治愈而引起。慢性胆囊炎患者,部分可无明显症状,部分可有上腹不适,常反复急性发作。其病因有:①结石因素:由于胆囊结石可刺激胆囊壁出现炎症,可继发细菌感染;若结石在胆囊管嵌顿而引起梗阻,胆囊内胆汁郁积,浓缩的胆盐损害胆囊黏膜也引起炎症;②感染:由于细菌可经血液或淋巴或邻近组织器官炎症的直接蔓延,通过十二指肠乳头开口移至胆囊而感染;真菌或寄生虫如蛔虫等也可引起慢性胆囊炎;慢性胆囊炎亦可由病毒性肝炎引起;③急性胆囊炎的迁延:由于急性胆囊炎反复迁延发作,使胆囊壁的纤维组织增生及增厚,其囊腔出现萎缩减小,其功能受限;④运动功能障碍:在迷走神经切除术后,由于胆囊的张力和动力出现变化,排空时间延长,胆囊增大而出现胆囊壁纤维化、增厚伴炎性细胞浸润,使其运动功能障碍出现器质性改变;⑤代谢因素:由于胆汁酸的成分改变或胰液反流入胆囊可引起化学性慢性胆囊炎;胆汁排泌功能障碍,浓缩的胆盐可刺激胆囊壁的黏膜上皮使其受损;⑥血管因素:由于胆囊壁的血管病变引起胆囊黏膜损害,胆囊浓缩功能和弹力减少,而出现纤维化。

二、诊断

根据患者的病史、临床表现、体征及辅助检查等可作出诊断。

(一)临床表现

1.症状　部分慢性胆囊炎的临床表现不典型,部分患者可有右上腹或中上腹痛、腹胀、恶心和厌油腻食物等症状,部分患者感右腰部隐痛。主要症状为反复发作性上腹疼痛,少数可有胸骨后或左上腹痛,向右肩胛下放射。若慢性胆囊炎急性发作或胆囊内浓缩的黏液或结石进入胆囊管或胆总管出现梗阻时,可有急性胆囊炎或胆绞痛的典型临床表现。

2.体征　患者右上腹可有压痛或压之不适感,有急性胆囊炎时可胆囊触痛或

Murphy 征阳性。若胆囊膨胀增大,右上腹可触及囊性包块。

(二)辅助检查

1. 十二指肠引流　可通过十二指肠引流管或胃镜、十二指肠收集胆汁检查,对胆汁细菌培养可见致病菌。若胆囊收缩功能差或胆囊管梗阻,则胆囊胆汁收集困难。

2. B 超检查　可了解胆囊及胆总管大小,胆囊壁厚薄、有无结石等,可见胆囊缩小或增大,排空功能有无出现障碍等,B 超为最基本而重要的检查。

3. 放射学检查

(1)口服胆囊造影:胆囊可不显影或收缩功能差,观察胆囊收缩功能、胆囊内有无结石等,若发现有结石时,利于诊断。

(2)直接经皮肝穿刺胆道造影:逆行性胆胰管造影可显示胆道分支,可发现胆总管结石。

(3)腹部 X 线平片:可见胆囊膨胀及结石征象,罕见胆囊钙化(瓷瓶胆囊)。

4. 放射性核素扫描　应用 ^{99m}Tc-PMT(^{99m}锝-吡哆-5-甲基色氨酸)静脉注射行肝胆动态显像,若延迟超过 1~4 小时显示微弱影像,而肠道排泄相正常,主要考虑慢性胆囊炎。

(三)实验室检查

慢性胆囊炎在急性发作时可与急性胆囊炎的实验室检查相同,无急性发作时可无异常改变。

(四)诊断依据

有反复发作的右上腹痛及上腹胀满不适、恶心嗳气、食欲不振等消化不良症状,B 超显示:胆囊结石、胆囊壁增厚或萎缩等征象,一般可确诊慢性胆囊炎。

三、鉴别诊断

1. 原发性胆囊癌　多继发于慢性胆囊炎与胆石症,其主要症状有腹痛,腹块与进行性消瘦。可有胆囊区压痛,上腹部可呈阵发性绞痛,渐转为持续性钝痛,程度逐渐加剧,注意与慢性胆囊炎的间歇性绞痛相鉴别,原发性胆囊癌较少见。

2. 其他　常需与慢性肝炎、慢性胃炎、消化性溃疡、食管裂孔疝、慢性胰腺炎等疾病进行鉴别。行胃镜检查可明确食管或胃部疾病。通过 B 超或 CT 可鉴别慢性胰腺炎,该病可表现胰腺钙化、胰管增宽等。

四、治疗

(一)内科治疗

本病的治疗原则为卧床休息,补液,纠正水、电解质与酸碱平衡失调,解痉止痛,联用有效抗生素,应用低脂饮食。

1.消炎利胆,解痉镇痛,对症治疗

(1)慢性胆囊炎合并细菌感染者:可予抗生素治疗,其治疗方案相似于急性胆囊炎。

(2)解痉镇痛:可予阿托品 0.5mg 或山莨菪碱 10mg,必要时用盐酸哌替啶 100mg,肌肉注射以解除 Oddi 括约肌痉挛,解痉镇痛药应在明确诊断时使用。

(3)利胆治疗:茴三硫(国嘉胆维他)25mg,3/d,促进胆汁分泌,具有分泌性利胆作用;消炎利胆片 6 片,3/d;胆胃康胶囊 1~2 粒,3/d,或鹅去氧胆酸 250mg,2/d。

2.驱虫或溶石疗法 若十二指肠引流物发现有梨形鞭毛虫或华支睾吸虫感染者,应驱虫治疗。

通过内镜下逆行性胆胰管造影,置放鼻胆管,将溶石药物注入胆管和胆囊内,增强疗效,此法疗程较长,所需费用较高。

(二)手术疗法

1.部分非结石的慢性胆囊炎患者 可通过饮食控制和内科治疗使其不发病,但若胆囊炎致功能严重受损,且感染明显,不论是否有结石,可择期手术切除。

2.有胆囊结石的慢性胆囊炎患者 若病情反复发作,可手术切除胆囊。

3.若患者症状轻、不典型或诊断不定的患者 若手术切除胆囊,疗效欠佳。

4.若患者全身情况较差不利于手术者 应先积极内科治疗,待全身情况好转再择期手术。

(三)内镜治疗

1.腹腔镜下胆囊切除术 腹腔镜下胆囊切除术是治疗有症状胆囊结石的首选方法。关于胆囊结石合并胆总管结石的治疗,有一些探讨意见,目前有几种选择方法。

(1)腹腔镜术中行 ERCP(双镜联合治疗)。

(2)二阶段治疗法:先行 ERCP,再行腹腔镜切除胆囊术;或先行腹腔镜切除胆囊术,后行 ERCP。

(3)单腹腔镜治疗:腹腔镜切除胆囊术再行腹腔镜下胆囊颈管胆总管探查术或

腹腔镜胆总管切开术。

2.内镜下十二指肠乳头括约肌切开取石术　有胆管结石的慢性胆囊炎患者,可行 ERCP,乳头括约肌切开取石。视患者情况选择是否手术。

第三节　急性胰腺炎

一、概述

急性胰腺炎(AP)是常见急腹症之一,多因各种因素引起胰酶广泛激活,并对胰腺组织进行自我消化所致。近年来,随着分子生物学技术的迅猛发展以及疾病流行病学随访的广泛开展,急性胰腺炎病因及发病机制得到了深入的研究,诊治水平的提高,使该病的预后得到明显改善。

根据中华医学会外科学分会胰腺外科学组 2014 年《急性胰腺炎诊治指南》,AP 定义是指多种形式病因引起的胰酶激活,继以胰腺局部炎症反应为主要特征,病情较重者可发生全身炎症反应综合征(SIRS),并可伴有器官功能障碍的疾病。急性胰腺炎诊断的建立包括:临床上表现为急性、持续性腹痛(偶无腹痛),血清淀粉酶活性增高大于或等于正常值上限 3 倍,影像学检查提示急性胰腺炎的特征性改变,排除其他疾病者,无其他器官功能障碍。少数病例血清淀粉酶活性正常或轻度增高,命名为轻型急性胰腺炎,占 85%～90%。反之,10%～15%因患者病情凶险,且病死率高达 20%～15%,具有急性胰腺炎的临床及生化改变特征,局部并发症包括胰腺坏死、假性囊肿、胰腺脓肿,伴有远隔器官损伤,辅助检查发病后 48 小时 CRP≥150mg/L,Ranson 评分≥3 分,APACHE Ⅱ评分≥8 分,BalthazarCT 分级在 D 级以上,被命名为重症急性胰腺炎。

临床上对重症急性胰腺炎患者中病情极其凶险者称为:①早发性重症急性胰腺炎。其定义是:SAP 患者发病后 72 小时内出现下列之一者:肾衰竭(血清肌酐>1765.8μmol/L)、呼吸衰竭(PaO_2≤60mmHg)、休克(收缩压≤80mmHg,持续 15 分钟)、凝血功能障碍(PT<70%、和/或 APTT>45 秒)、败血症(体温>38.5℃、白细胞计数>$16.0×10^9$/L,BE<4mmol/L,持续 48 小时,血或抽取物细菌培养阳性)、全身炎症反应综合征(SIRS)(体温>38.5℃、白细胞计数>$12.0×10^9$/L,碱剩余≤2.5mmol/L,持续 48 小时,血或抽取物细菌培养阴性)。②在病理结果证实前,临床上不使用病理诊断"急性水肿性胰腺炎"、"急性坏死性胰腺炎"临床上废弃"急性出血坏死性胰腺炎"、"急性出血性胰腺炎"、"急性胰腺蜂窝织炎"等名称。

③临床上急性胰腺炎诊断应包括病因诊断、分级诊断、并发症诊断,如:急性胰腺炎(胆源性、重型、急性肺损伤),急性胰腺炎(胆源性、轻型)。④急性胰腺炎临床分级诊断:如仅临床用时,可应用 Ranson's 标准或 CT 分级;如临床科研用时,须同时满足 APACHE Ⅱ 积分和 CT 分级。急性胰腺炎是胰酶在胰腺内被激活后对胰腺自身消化引起的炎症过程,可不同程度地波及邻近组织和其他器官系统。

急性胰腺炎的病因较多,主要由胆道疾病和乙醇引起,国内以前者多见,占 50% 以上,西方国家以后者常见,约占 60%,其他较少见的病因有:①手术及创伤,如上腹部术后、ERCP 术后;②内分泌与代谢障碍,如高脂血症、高钙血症;③药物,如硫唑嘌呤、噻嗪类利尿剂;④Oddi 括约肌功能紊乱;⑤十二指肠乳头旁病变,如壶腹部周围癌和憩室、胰腺癌;⑥感染,包括病毒(如流行性腮腺炎病毒)、细菌、寄生虫(如蛔虫);⑦胰腺先天性异常,如胰腺分裂症;⑧血管性,如血管炎;⑨遗传性;⑩毒素,如蝎毒等。少数病因未明(特发性急性胰腺炎),其中有些病例可能是由于未能发现的胆道微小结石或胰腺分裂症所致。国外报道特发性急性胰腺炎占 5%~7%。本病的发病机制尚未完全清楚,一直认为胰酶在胰腺内被提前激活是发病的始动机制。胰酶被激活可能和胆汁、十二指肠液、胰液分泌亢进等因素有关。胰酶及其他生物活性物质引起胰腺水肿、出血、坏死和远处器官损伤和功能障碍。近年来发现白细胞过度激活、胰腺微循环障碍、肠道细菌易位、内毒素血症和继发感染在本病的发病机制中也起着重要作用。目前认为胰腺坏死和继发感染是死亡最重要原因。胰腺坏死可能是多因素所致,包括胰酶的直接作用和微循环障碍。肠道细菌易位是并发感染的重要原因。

本病为常见的急腹症,国外报道发病率为 48~110/100 万人。国内发病率尚无准确的流行病学统计资料,但有逐年上升的趋势,据不完全资料统计,占住院总人数的 0.32%~2.04%。本病常发生于成年人,发病年龄多为 30~70 岁,平均年龄为 55 岁。胆源性急性胰腺炎多见于女性,酒精性急性胰腺炎则以男性为常见。

二、诊断与鉴别诊断

【诊断】

急性胰腺炎的诊断一般并不困难。急性上腹痛、发热伴上腹部压痛或腹膜刺激征,血白细胞升高,淀粉酶、脂肪酶升高和/或影像学检查 B 超、CT 显示胰腺炎症、坏死,并排除其他急腹症者,即可诊断急性胰腺炎。早期诊断重型急性胰腺炎十分重要,但比较困难。

(一)症状

1.腹痛 几乎所有患者均有腹痛,无痛者少于2%。腹痛常于酗酒、饱餐后突发,10～30分钟达到高峰,通常位于上腹部,约半数向背部放射,呈持续性剧痛,一般镇痛药效果不佳。急性胰腺炎的疼痛除与胰腺本身病变范围有关外,还与其周围炎症涉及范围有关。

2.恶心、呕吐 2/3患者有此症状,发作频繁,呕吐后腹痛并不减轻。早期为反射性,内容物为食物、胆汁;晚期是由于麻痹性肠梗阻引起。

3.腹胀 在重症急性胰腺炎时,由于腹腔内渗出液的刺激和腹膜后出血引起。麻痹性肠梗阻致肠道积气、积液,亦可引起腹胀。

4.黄疸 约20%患者于病后1～2天出现不同程度的黄疸,多在数日内消退,其原因可能是胆管结石引起胆管阻塞或肿大的胰头压迫胆总管下端,或肝功能受损,而出现黄疸。如持续不退,应考虑胆源性胰腺炎。

5.发热 多为中度热,体温38～39℃,一般3～5天后逐渐下降,但重症急性胰腺炎患者则可持续多日不降。如一周后发热持续不退,或逐日升高,提示胰腺严重坏死或坏死继发感染。胆源性胰腺炎可有寒战、高热。

6.手足抽搐 为血钙降低所致,如血清钙<1.98mmol/L,则提示病情严重,预后差。

7.休克 多见于重症急性胰腺炎,由于腹腔、腹膜后大量渗液、出血,肠麻痹肠腔内积液,以及呕吐,致体液丧失,均可引起低血容量性休克。另外,吸收大量蛋白质分解产物或肠毒素可导致中毒性休克的发生。

(二)体征

1.腹痛 轻型者多数有上腹部轻压痛。重型者可出现腹部明显压痛、反跳痛、肌紧张、腹胀、肠鸣音减弱或消失。可有腹部包块。腹部压痛及腹肌紧张其范围在上腹或左上腹部,由于胰腺位于腹膜后,故一般较轻。

2.腹水 重症急性胰腺炎时因腹膜后出血刺激内脏神经引起麻痹性肠梗阻,使腹胀明显,肠鸣音消失,呈现"安静腹",渗出液多时可有移动性浊音,腹腔穿刺可抽出血性液体,其淀粉酶含量甚高,对诊断很有意义。

3.腹部包块 部分重症急性胰腺炎患者由于炎症包裹粘连,渗出物积聚在小网膜腔等部位,导致脓肿形成或发生假性胰腺囊肿,在上腹可触及界限不清的压痛性包块。

4.皮肤淤斑 偶见部分患者脐周皮肤出现蓝紫色淤斑(Cullen征)或两侧腰出现蓝紫色淤斑(Grey-Turner征),是重症急性胰腺炎的表现之一。

(三)实验室诊断

1.血象 白细胞和中性粒细胞均增高。

2.淀粉酶 血淀粉酶在急性胰腺炎发作后6~12小时即升高,48~72小时逐渐恢复正常,诊断急性胰腺炎的敏感性和特异性均约为90%。非胰腺炎疾病淀粉酶也可升高,但通常升高少于1~1.5倍,升高超出正常值3倍以上是急性胰腺炎的特点,通常不出现在其他疾病。血清淀粉酶的高低与疾病严重程度无关,约10%重型患者血清淀粉酶正常,高低变化对病情和预后的评估无价值,无须每日作动态观察。存5%~10%病例高淀粉酶血症持续10天以上,少数持续数周至数月,但无胰腺炎持续存在的证据,原因未明。急性胰腺炎以外的疾病血清P型淀粉酶同工酶同样升高,目前这种检查已放弃不用。尿淀粉酶在发病后12~24小时开始升高,持续3~10天。其意义和血淀粉酶相似,但下列情况更有价值:①起病就诊较晚者,血淀粉酶可恢复正常,而尿淀粉酶仍升高。②肾衰竭、巨淀粉酶血症者,血淀粉酶升高,而尿淀粉酶正常或低于正常。③急性胰腺炎血清三酰甘油>20g/L时,血淀粉酶往往正常,而尿淀粉酶却明显升高。测定2小时尿淀粉酶和淀粉酶-肌酐清除比率对急性胰腺炎与伴有血清淀粉酶升高的其他急腹症无鉴别意义。

3.脂肪酶 血清脂肪酶升高,在发病72~96小时达到高峰,血液中持续的时间较长,可以用于疾病的诊断。血清脂肪酶检测诊断急性胰腺炎的意义和淀粉酶相似。但巨淀粉酶血症、腮腺炎时血清淀粉酶可升高,而血清脂肪酶正常。由于目前常用的血清脂肪酶测定方法所需时间较长,结果不及时,故通常不作为常规化验指标。

4.其他血液学检查 急性胰腺炎可有血糖、三酰甘油、尿素氮、肌酐、ALT等升高,血清钙、血清白蛋白等降低。这些检查对急性胰腺炎的诊断,病情的评估有一定帮助。此外,胰蛋白酶、磷脂酶A_2、粒细胞弹性酶、$α_2$巨球蛋白、C-反应蛋白、胰蛋白酶原活性肽、IL-6、IL-8、TNF(肿瘤坏死因子)等对急性胰腺炎的诊断和病情的评估可能有一定帮助,但由于各种原因不能广泛用于临床。

(四)影像学诊断

1.B超 在入院24~48小时内进行腹部超声检查,其最大价值是检查急性胰腺炎是否由胆石所致。急性胰腺炎约1/3的患者无任何超声图像上的异常,另外2/3的患者在发病的最初12~24小时内,B超检查可无任何异常发现。轻型急性胰腺炎胰腺呈弥漫性不同程度的肿大,胰腺实质回声呈均匀低回声(即弱回声型),表现为稀疏的灰色光点。胰腺边缘的轮廓一般均较规则,清晰,周围血管多清晰可见。重症急性胰腺炎胰腺内部出现弥漫性散在分布的低回声,间以不规则分布的中至高回声；形状不规则团块状高回声；若有严重性出血时则在积血区可出现相应的无回声区，在其深部则呈低回声，并出现飘移征象。当胰腺明显肿胀时（特别是胰头）可压迫下腔静脉及肠系膜上静脉，使血管前壁出现凹陷压迹或被压扁而呈平行线状回声；但值得注意的是：有 20%～60% 的患者由于胀气而不能进行超声检查。

2.CT 动态增强 CT 是目前急性胰腺炎诊断、炎症反应分期、严重程度分级和并发症诊断最准确的影像学检查方法，特别是鉴别水肿型和坏死型急性胰腺炎。还可用于引导细针穿刺以鉴别有无感染和指导经皮导管引流。有明显肾衰竭（血清肌酐≥177μmmol/L）或对造影剂过敏者，不应使用造影剂。

起病最初几日行 CT 检查的价值仍有不同意见，一般认为不能排除严重急腹症时，应进行 CT 检查。否则通常在发病 3～4 天后 CT 检查才能鉴别水肿型胰腺炎和坏死型胰腺炎，过早检查没有帮助。临床怀疑并发症发生时应进行 CT 检查。此外，实验性急性胰腺炎早期给予造影剂，可能增加胰腺坏死。因此在发病 3～4 天内进行 CT 检查时，不宜静脉注射造影剂。

3.磁共振检查（MRI） MRI 诊断急性胰腺炎的价值与 CT 检查相似，MRCP（磁共振胰胆管成像）对查找急性胰腺炎的病因也有帮助。MRI 无 CT 检查时的放射性损害和 CT 的造影剂可能加重胰腺损害的危险，因此比较安全。

4.X 线 胸片可见肺不张、炎症改变等。胸积液的出现提示重型急性胰腺炎。腹部平片可见肠胀气、哨兵袢、结肠切断征。

5.心电图 有心肌缺血表现，可有类似急性心肌梗死的改变。

6.逆行胰胆管造影（ERCP） 有增加胰腺损伤的危险。急性胰腺炎时这种检查的主要价值是确定胆石的位置和重型胆石性急性胰腺炎时在内镜下取出胆总管结石。

7.影像学评估指标 1985 年由 Balthazad 提出 CT 严重度指数（MCTSI），以胰腺大小、轮廓、密度和胰周改变作为分级根据，将急性胰腺炎的炎症和坏死严重程度分别分为 5 级。根据胰腺炎症分级和坏死范围的两方面所得积分评定三级严重度：Ⅰ级：0～3 分；Ⅱ级：4～6 分；Ⅲ级：7～10 分。急性胰腺炎患者的并发症发生率和病死率随着该评分系统的累计评分而明显增加，小于 2 分时无死亡，7～10 分的病死率为 17%，大于 7 分可以行手术治疗。本方法的优点是：影像学角度评估胰腺和胰外病变，弥补了以上诸标准的不足。该系统具有定位准确，评分方法简单、易掌握等优点，因而具有代表性。由于 CT 检查是非创伤性的，多次检查可动态观察胰腺病变的演变过程，所以在局部估计的方法中具有独特的优点。动态 CT 的应用使其对急性胰腺炎的判断价值得到更进一步提升。相关的影像学检查还包括超声诊断、MRI 和 MRCP,尤其后者可避免射线和防止造影剂对胰腺的损伤,从而成为影像学在急性胰腺炎诊断方面的重要发展方向之一。

(五)诊断标准

临床上符合以下 3 项特征中的 2 项:①与 AP 相同的腹痛;②血清淀粉酶和/或脂肪酶活性至少高于正常上限 3 倍;③腹部影像学检查符合 AP 影像学改变。

(六)AP 病理分型

1.间质水肿性胰腺炎(IEP)　大多数 AP 患者由于炎性水肿引起弥漫性和/或局限性胰腺肿大,CT 表现为胰腺均匀强化,但胰周脂肪间隙模糊,可伴有胰周积液。

2.坏死性胰腺炎(NP)　部分 AP 患者伴有胰腺实质和/或胰周组织坏死。胰腺灌注损伤和胰周坏死的演变需数天,早期增强活力 CT 有可能低估胰腺及胰周坏死的程度,起病 1 周之后的增强活力 CT 更有价值。

(七)严重程度分级

1.轻度急性胰腺炎(MAP)　占 AP 的多数,不伴有器官移植功能衰竭及局部或全身并发症,通常在 1~2 周内恢复,病死率极低。

2.中重症急性胰腺炎(MSAP)　伴有一过性(<48 小时)的器官功能障碍。早期病死率低,后期如坏死组织并感染,病死率增高。

3.重症急性胰腺炎(SAP)　占 AP 的 5%~10%,伴有持续的器官功能衰竭(48 小时以上)。SAP 早期病死率高,如后期合并感染则病死率更高。

(八)病程分期

1.早期(急性期)　发病至 2 周,此期以全身炎症反应综合征(SIRS)和器官功能衰竭为主要表现,此期构成第一个死亡高峰,治疗的重点是加强重症监护、稳定内环境及器官移植功能保护治疗。

2.中期(演进期)　发病 2~4 周,以胰腺液体积聚或坏死后液体积聚为主要表现。此期坏死灶多为无菌性,也可能合并感染。此期治疗的重点是感染的综合防治。

3.后期(感染期)　发病 4 周以后,可发生胰腺及胰周坏死组织合并感染、全身细菌感染、深部真菌感染等,继而可引起感染性出血、消化道瘘等并发症。此期构成重症患者的第二个死亡高峰。治疗的重点是感染的控制及并发症的处理。

(九)重症胰腺炎(SAP)的临床特征与诊断

由于重症急性胰腺炎常伴有脏器损伤和/或局部并发症,因此早期识别急性胰腺炎的严重程度可以早期预防、发现和及时治疗并发症,减低重症急性胰腺炎并发症的发生率,从而有助于降低疾病的病死率。

1. 综合评估系统　Bank 于 1983 年报道了急性胰腺炎预后的临床判断指标,其特点是在 Ranson 标准的基础上,着重于胰外重要脏器的损害状况的评估。Bank 标准不仅是急性胰腺炎的诊断依据,亦是手术指征。Glasgrow 或 Inrie 评分作为急性胰腺炎预后判断指标,与 Ranson 有些类似,但对全身其他系统(或脏器)的损害并未涉及。Knaus 创立了急性生理学和慢性健康评估系统(APACHE-Ⅱ),这是一项根据生理测量值改变、年龄和以往健康状况来评估疾病严重性的方法,其可用于评估疾病最初的严重程度和以后出现并发症的概率大小。该评分是由急性生理参数、年龄指数和慢性健康指数相加所得出的评论。本方法用于急性胰腺炎疾病评估的优点是:①标准客观:对刚入院的急性胰腺炎患者,本方法可识别 2/3 严重病例,优于临床评估。②可采用常规检查,能每日重复应用。③APACHE-Ⅱ 诊断标准在急性胰腺炎进程中的任何时期都可用来定量其严重程度,随后每日的 APACHE-Ⅱ 评分可用于随访评估,观察其变化,可判断疾病恢复、发展或恶化。一般认为,APACHE-Ⅱ 评分在入院时≤7 项阳性可能为轻型急性胰腺炎;若超过此数值,常宜考虑为重症急性胰腺炎。不足之处是其过于复杂而可行性差,在对急性胰腺炎的评估中,其理想分数界限难以确定。另外,该标准非急性胰腺炎所特异。

2008 年首次提出的 BISAP 评分,由于其简便易行,24 小时内能预测死亡风险而值得推广。涉及的内容包括:①血尿素氮＞25mg/ml,②受损的精神状态(Glasgow 评分＞15 分);③SIRS(全身炎症反应综合征):(体温＜36℃或＞38℃,呼吸频率＞20 次/分或 $PaCO_2$＜32mmHg,脉搏＞90 次/min,白细胞＜0.4×10^9 或＞1.2×10^9 或幼稚中性粒细胞＞10%,至少具备 2 项者为阳性;④年龄＞60 岁和⑤胸腔积液。上述 5 项,每一项阳性计 1 分,BISAP 评分范围为 0～5 分。研究发现,BISAP 评分≥3 时为短暂性器官损伤 OR 值为 7.4,95%可信区间为 2.8～19.5,持续性器官损伤 OR 值 12.7,95%可信区间 4.7～33.9),胰腺坏死 OR 值为 3.8,95%可信区间为 1.8～8.5。

以疾病严重程度判断多项综合指标分析:①CTSI 指数:AUC 曲线下面积 0.88(敏感度 87%.特异度 88%);②Balthazar 评分:AUC 曲线下面积 0.84(敏感度 66%,特异度 85%);③APACHE-Ⅱ 评分:AUC 曲线下面积 0.77(敏感度 83%,特异度 52%);④BISAP 评分:AUC 曲线下面积 0.68(敏感度 48%,特异度 82%)。以疾病病死率判断:①CTSI 指数:AUC 曲线下面积 0.80(敏感度 86%,特异度 74%);②Balthazar 评分:AUC 曲线下面积 0.81(敏感度 78%,特异度 79%);③A-

PACHE-Ⅱ评分:AUC曲线下面积0.91(敏感度100%,特异度48%);④BISAP评分:AUC曲线下面积0.88(敏感度89%,特异度81%)。结论发现,临床评分系统更具优势。由此综合认为:多种评分系统比较:Balthazar评分(≥5),CTSI指数(≥4),APACHE-Ⅱ(≥10),BISAP评分(≥3)诊断SAP。

2.血清学评估指标　磷脂酶A_2(PLA_2)腺坏死的敏感性达89%,特异性达88%,可用于重症急性胰腺炎无菌坏死和感染坏死的鉴别。相关研究认为,重症急性胰腺炎患者血清C反应蛋白(CRP)的均值为280mg/L,而轻型急性胰腺炎的患者CRP均值为45mg/L,因此认为CRP有助于评估急性胰腺炎的严重度,可作为急性胰腺炎的病情监控和CT检查的筛选指标。血清淀粉酶样蛋白A(SAA)是反映组织损伤和炎症程度的敏感指标,在重症急性胰腺炎的早期即可升高,并与CRP的水平变化具有一定的相关性。在特异性和敏感性方面优于CRP。TNF-α、IL-6和IL-8是急性炎症的重要介质,在重症急性胰腺炎早期升高,参与疾病病情的进展,其值的改变可有助于判断疾病的严重度。其中IL-6是很有价值的炎症因子,以400pg/ml为界,预测SAP的准确率在第1、2天分别达到88%、80%。胰蛋白酶激活肽(TAP)是胰蛋白酶原被活化成胰蛋白酶后而释放的一个含有5个氨基酸的多肽,可进一步介导胰蛋白酶原活化为胰蛋白酶,研究证实尿TAP的测定对于重症急性胰腺炎的判断具有重要意义,且单独测定TAP的准确性并不低于TAP+CRP的联合测定。尿胰蛋白酶原-2的测定快速、简单、灵敏度高,与急性胰腺炎的严重度有很好的相关性,尿胰蛋白酶原-2测定以判断疾病严重性及预后相关研究的荟萃分析结果,敏感度82.3%;特异度93.5%,AUC曲线下面积0.9673,说明尿胰蛋白酶原-2能反映胰腺坏死的程度,是早期测定AP的可靠方法之一,能早期诊断重症急性胰腺炎,提示该指标可作为患者入院时严重度的筛选指标。对MAP(急性轻症胰腺炎),SAP(急性重症胰腺炎)患者进行血小板功能、血小板数目、血小板脱颗粒标记物(血小板4因子,血小板球蛋白)等测定,发现血小板计数与C-反应蛋白水平呈负相关,血小板活性与疾病严重性密切相关。血管紧张素2(Ang-2)在SAP和MAP入院后7天水平具有显著差异,该指标的增高阐明疾病中血管渗漏综合征、低循环、低血压、肺水肿和肾灌注不足的发生机制。Ang-2测定判断AP严重性AUC曲线下面积0.81(灵敏度90%,特异度67%)。内脏脂肪素(一种胰腺外脂肪细胞特异性蛋白),入院后1天与Ranson评分相关性r=0.52,与APACHE-Ⅱ评分相关性r=0.48,与Balthazar APACHE-Ⅱ相关性r=0.27,与胰腺坏死评分相关性r=0.43,死亡组与生存组比较有显著性差异。血清抵抗素测定(入院后1天),与胰腺坏死程度相关性AUC曲线下面积0.8,敏感度80%,特异度

70%,机制涉及抵抗素与 NF-κB 活化有关,参与促炎症介质释放,参与诱导血循环障碍。同时相关的血清学指标还涉及羧肽酶 B 激活肽、核基质蛋白、脂多糖结合蛋白、基质金属蛋白酶 9 等,与急性胰腺炎严重度有密切关系。

3.影像学诊断评定　腹部平片计算 AP 患者肠道气体体积(GVS)示:轻型急性胰腺炎(MAP)(0.070),SAP(0.094),对照(0.057)。相关性分析:与 Ranson 评分 $r=0.762$,与 APACHE-Ⅱ评分 $r=0.801$,在二次胰腺感染患者中(0.107)高于未感染患者(0.079)。本研究结果显示,肠道积气与疾病严重性密切相关,调整肠道功能对疾病预后具有一定意义。

二、鉴别诊断

根据患者的病史、症状、体征及血、尿淀粉酶测定,不难诊断急性胰腺炎,但需要与肠系膜血管缺血和栓塞、胃或十二指肠穿孔、肠梗阻、胆绞痛及其他诱导胰淀粉酶升高的疾病(如巨淀粉酶血症、肾功能改变或肠道疾病等)鉴别,偶尔需与下壁心肌梗死、异位妊娠鉴别。

急性胰腺炎应与能引起上腹痛、恶心和呕吐的疾病相鉴别。急性胰腺炎常有血清淀粉酶和/或脂肪酶升高,可鉴别不伴高淀粉酶和/或高脂肪酶血症的疾病,如急性胃肠炎、急性心肌梗死。此外,急性胃肠炎常有进食不洁食物史,有腹部压痛,无肌紧张,呕吐后一般腹痛使用、镇痉药可使腹痛缓解,常有腹泻,病程短,常在数日内痊愈等可进一步帮助鉴别。急性心肌梗死还可根据冠心病史,特征性的心电图改变和血清心肌酶如 CPE、AST、LDH 升高等的改变进一步鉴别。

消化性溃疡急性穿孔、胆石症和急性胆囊炎、急性肠梗阻、急性肠系膜动脉栓塞等急腹症可伴有血清淀粉酶和/或脂肪酶升高,急性胰腺炎要与这些疾病鉴别有一定困难。但血清淀粉酶和/或脂肪酶升高超过正常值 3 倍以上以及 CT 显示胰腺和/或胰周炎症有助于诊断急性胰腺炎,此外,病史(如消化性溃疡史、胆绞痛史)、症状(如胆石症的腹痛多为间歇性)、体征(如 Murphy 征阳性见于急性胆囊炎)、影像学检查(如消化性溃疡急性穿孔 X 线检查膈下可见游离气体、急性肠系膜动脉栓塞血管造影可见肠系膜动脉闭塞)等亦对鉴别诊断有帮助。偶尔,鉴别诊断有困难,而患者情况急剧恶化,则需手术探查以确诊。

三、全身及局部并发症

【系统性并发症】

AP 病程进展过程中可引发全身性并发症,包括全身反应综合征(SIRS)、脓毒症、多器官功能障碍综合征（MDOS）、多器官功能衰竭（MOF）及腹腔间隔室综合征（ACS）等。

急性呼吸窘迫综合征（ARDS）是重症急性胰腺炎的一个常见的严重并发症。业已证实重症急性胰腺炎继发急性肺损伤高达60%~70%，终致继发ARDS达20%左右，并成为重症急性胰腺炎的主要死亡原因之一。其临床特点是突然发生进行性呼吸窘迫、过度换气、发绀、焦急、出汗等，常规氧疗法不能使之缓解。

临床资料统计发现重症急性胰腺炎者23%可出现急性肾衰竭，病死率高达80%。患者可表现为少尿、蛋白尿、镜下血尿和管型尿等。

重症急性胰腺炎亦可引起低血压、心律失常、心力衰竭与心律失常，严重者出现弥散性血管内凝血（DIC）。

胰性脑病的发生率为5.9%~11.9%，表现为神经精神异常、定向力缺乏、自主神经紊乱，伴有幻想、幻觉、躁狂状态等。疾病常为一过性，可完全恢复正常，也可遗留精神异常。偶尔可继发Wernick脑病，表现为眼球运动障碍、躯体共济失调及其意识障碍等。

重症急性胰腺炎继发感染或肠源菌移位均可向全身播散，出现腹腔外多处感染，以及毒血症、脓毒血症、败血症。疾病感染早期以革兰阴性杆菌为主，后期则为混合细菌感染，如大肠埃希菌、金黄色葡萄球菌、铜绿假单胞菌、产气荚膜杆菌、肺炎杆菌等。重症急性胰腺炎也可并发深部真菌感染，而念珠菌属占真菌感染的10%以上，其中又以白色念珠菌为主。但近年来非白色念珠菌的感染明显增加，特别是在重症急性胰腺炎昏迷患者。重症急性胰腺炎并发腹腔间隔室综合征是急性胰腺炎的一种特殊并发症，发生率为18.9%，同时疾病常并发低钙血症。一项研究显示，血清钙水平<1.75mmol/L的重症急性胰腺炎患者病死率很高，也可并发低镁血症和低钾血症，但其机制尚不明了。还有部分患者可出现高脂血症，表现为高甘油三酯、乳糜微粒血症，伴轻度升高或正常的胆固醇。有学者报道高脂血症合并急性胰腺炎占总急性胰腺炎发病率的4%~53%。少数患者出现暂时高血糖，出现糖尿，轻型急性胰腺炎继发永久性糖尿病少见，重症急性胰腺炎偶可发生糖尿病酮症酸中毒或高渗性昏迷。

【局部并发症】

胰腺假性囊肿是重症急性胰腺炎及胰腺损伤最常见的并发症之一。指急性胰腺炎后形成的由纤维组织或肉芽囊壁包裹的胰液积聚灶，有完整非上皮性包膜包裹的液体积聚，起病后4周，假性囊肿的包膜逐渐形成。急性胰腺炎患者的假性囊肿少数可通过触诊发现，多数通过影像学检查确定诊断。常呈圆形或椭圆形，囊壁清晰。

急性病胰周液体积聚（APFC）发生于病程早期，表现出为胰周或胰腺远隔间隙液体积聚，并缺乏完整包膜，可以单发或多发。

急性坏死物积聚（ANC）发生于病程早期，表现为混合物有液体和坏死组织的积聚，坏死物包括胰腺实质或胰周组织的坏死。

包裹性坏死（WON）是一种包含胰腺和/或胰周坏死组织且具有界限清晰炎性包膜的囊实性结构，多发生于 AP 起病 4 周后。

重症急性胰腺炎并发胰腺感染是指有胰腺和/或胰周组织有细菌或真菌繁殖，并引起病理改变。重症急性胰腺炎中 30% 发生胰腺感染，其中 3%～4% 的患者发生胰腺脓肿。胰腺脓肿大部分为多种细菌混合感染，单一的细菌感染不足一半，其中厌氧菌和真菌感染分别在 10% 以上。重症急性胰腺炎伴发胰周积液，其症状、诊断要点与胰腺感染无明显差异，亦无明显的特异表现，少数可发展胰腺脓肿，表现为胰腺组织或胰腺周围脂肪发生局灶性坏死液化继发感染而形成的由纤维壁包裹脓液的腹内肿块，脓肿溃破腐蚀邻近脏器，可引起肠瘘、出血或细菌性腹膜炎等。患者在急性胰腺炎的症状和体征发生改变和加剧，表现为发热、肠麻痹、腹痛加剧伴腰背部疼痛，偶有胃肠道的症状（如恶心、呕吐及食欲减退）、持续性心动过速、呼吸加快，少数患者出现糖尿病症状。胰腺脓肿早期，症状与体征可能不一致，可能仅表现为急性胰腺炎改变，如上腹部疼痛，局部压痛，发热和白细胞增高。体检发现上腹部或全腹触痛及包块对诊断具有一定价值。B 超检查可显示胰腺脓肿的有无、大小、数目和位置。CT 检查显示，液体的积聚特别是积聚液体中存在气体。磁共振成像可显示胰腺增大和胰腺脓肿区血管稀疏征象。根据病变部位，临床将胰腺脓肿分为三型，即Ⅰ型（胰内型）、Ⅱ型（胰周型）和Ⅲ型（胰周胰外型）。

四、治疗

急性胰腺炎的治疗模式经历了 3 个阶段：20 世纪 70 年代，多数学者主张内科治疗；80 年代，部分专家推荐早期手术；90 年代以后，又提出了"个体化综合治疗"方案，并在传统的保守治疗仍不放弃的情况下，摸索出新的治疗手段和方法。根据重症急性胰腺炎病程演变规律，现可将其分为 3 期：第一期为急性反应期，时间约 10 天；第二期为感染期，时间为 2 个月左右，局部坏死感染到全身感染患者主要死亡在感染期内；第三期为腹膜后残余感染，并发胰周、腹膜后脓肿，时间在发病两三个月后，此期常导致迟发性多脏器功能衰竭，随着对急性胰腺炎发生、发展机制的了解，认为轻症急性胰腺炎以内科保守治疗为主，而重症急性胰腺炎则采取个体化的综合治疗方式。

【针对病因治疗】

1.胆源性AP 胆石症是目前国内AP的主要致病因素,凡有胆道结石梗阻者需要及时解除梗阻,治疗方式包括经内镜或手术治疗。有胆囊结石的MAP患者,应在病情控制后尽早行胆囊切除术;而NP患者可在后期行坏死组织清除术时一并处理或病情控制后择期处理。

2.高血脂性AP AP并发乳糜状血或血三酰甘油>11.3mmol/L可明确诊断,需要时间降低三酰甘油水平,尽量降到5.65mmol/L以下。这类患者要限制应用脂肪乳剂,避免应用可能升高血脂的药物。治疗上可采用小剂量低分子肝素,或血脂吸附和血浆置换快速降脂。

【轻型急性胰腺炎治疗】

主要是支持疗法。补液和细心监护是最重要的治疗措施。此外,要禁食(插胃管可增加不适,不宜采用)、镇痛、酌情应用抗生素。没有一个明确的恢复饮食时间的标准。需要用麻醉剂止痛者要禁食。腹痛和腹部压痛消失、肠鸣音恢复、患者有饥饿感可考虑恢复进食。一般在病程的4天内即能进食,不需要肠内营养或肠外营养支持。多数患者通过非手术治疗可以痊愈,少数患者可转变为重型急性胰腺炎。

一般治疗包括卧床休息,控制饮食,维持水、电解质、酸碱平衡及相应的对症治疗。如患者腹痛较重,可使用哌替啶行止痛处理。必要时也可选用0.1%普鲁卡因行交感神经、内脏神经或硬膜外阻滞,这种方法镇痛效果好,也有利于胰腺血循环的改善。

【重型急性胰腺炎治疗】

(一)支持疗法

急性胰腺炎目前还没有一种公认的特效药,支持疗法是帮助患者度过危险期。

1.监护 应在重症监护病房密切观察病情变化。起病初应监护的指标:生命体征、SaO_2、尿量/2h、血电解质(钾、钠、氯、钙、镁、磷)、肌酐、尿素氮/8h、血常规、动脉血气、胸片等。血容量恢复后应监护的指标:生命体征、SaO_2、尿量/4h、每天测定血电解质(钾、钠、氯、钙、镁、磷)、肌酐、尿素氮、血常规等。转入ICU后要及时发现器官功能衰竭的证据。

2.维持水、电解质和酸碱平衡,保持血容量 快速补充足够的液体是预防急性胰腺炎全身并发症的关键措施,应在发病数小时内即输入足够的液体,恢复血容量,可补充平衡液、生理盐水或Ringer液。输注速度应根据患者有效血容量的状况而定(通过心率、血压、尿量、中心静脉压判断)。血容量校正后,输注速度主要根据基础需要量(35ml/kg)和第三间隙的液体丢失量而定。通过导尿管正确记录尿量对补液速度的调整有积极作用,维持尿量40~60ml/h以上。重型急性胰腺炎患者或有潜在的心肺疾患的急性胰腺炎患者进入ICU后,补液过程中,中心静脉压(必要时加肺静脉压力)的测定也是必需的,维持中心静脉压10cmH$_2$O。红细胞压积低于25%应予输血,最好能将红细胞压积维持在30%~35%,此时对胰腺实质的灌注最佳。

要维持电解质和酸碱平衡,及时纠正低血钾和酸中毒。静脉补充的氯化钾可达100mmol/d。

3.镇痛 通常需要注射麻醉剂。常用的止痛药喷他佐辛(镇痛新)、丁丙诺啡(叔丁啡)、哌替啶通常能止痛。剧烈疼痛者,应用患者自行控制的硬膜外麻醉治疗(PCA)是安全和有效的。麻醉药可选用长效和强效的丁哌卡因(布比卡因)。传统的观念认为吗啡能刺激Oddi括约肌收缩,必须禁用。但目前为止,没有明确的人体研究表明吗啡使胰腺炎病情加重。

4.营养支持 在病程的早期即应开始。禁食超过7~10天者,应给予肠外营养支持(PN),但长期PN可导致肠黏膜萎缩、感染增加等并发症。近年来研究表明,肠内营养(EN)与PN相比,疗效相似,但更安全和经济。EN可经鼻空肠置管或造瘘置管。开始给予半量要素饮食,如能耐受,逐渐增量至全能营养配方,如不能耐受,就必须行PN治疗。有报道病后第3~4天即可行EN治疗,但开始EN的时机尚有待进一步研究。营养液中应包括糖、蛋白、脂类,只有高脂血症患者(血清三酰甘油>5.5mmol/L)不能使用脂类供能。一般而言,重型患者需要的热量为8000~10000kJ/d,50%~60%来自糖,15%~20%来自蛋白,20%~30%来自脂类。

(二)减少胰腺外分泌

1.禁食、胃肠减压 禁食和胃管胃肠减压可减少胰液分泌。胃肠减压适用于有呕吐、明显腹胀和肠梗阻者。

2.抗胆碱能药物 阿托品作为一种传统的常规治疗现在认为无效,不仅引起口干、心动过速而且使肠梗阻患者腹胀加剧。有报道用选择性毒蕈碱M$_1$受体拮抗剂哌仑西平。结果病死率降低,但推荐用于临床则还需进一步研究。

3.质子泵抑制剂和H$_2$受体拮抗剂 至今尚不能证实质子泵抑制剂和H$_2$受体拮抗剂治疗急性胰腺炎有效,相反有报道西咪替丁会引起急性胰腺炎,大剂量西咪替丁明显增加实验性胰腺炎的病死率,目前不推荐应用H$_2$受体拮抗剂。

4.胰高血糖素　能明显抑制胰腺分泌,选择性扩张肠系膜动脉。对实验性胰腺炎作用的结果报道不一。在对照的临床试验中,本药不能减少病死率和并发症。

5.降钙素　能减少胃、胰腺分泌,减少止痛药用量,使血清淀粉酶早日恢复正常,但临床试验中不能减少病死率。

6.生长抑素及其类似物　能抑制人类基础和刺激后的胰酶分泌。临床疗效结果不一。有报道能减少重型急性胰腺炎的病死率。但本药是很强的内脏血管收缩剂,而胰腺坏死与胰腺的低灌流有关。其疗效有待进行前瞻性对照研究。目前不推荐应用。somatostatin(生长抑素十四肽,施他宁)的用法是将本药加入生理盐水或5%葡萄糖溶液中,以250μg/小时静脉滴注。octreotide(生长抑素八肽,奥曲肽)的用法是将本药加入生理盐水中,以0.025mg/h静脉滴注。疗程为3~7天。

(三)抑制、清除已释放的胰酶和炎性细胞因子

1.加贝酯　能有效抑制几种蛋白酶和磷脂酶 A_2,对实验性急性胰腺炎有预防作用,但临床试验结果不一。国内报道本药对重型急性胰腺炎有缩短病程和降低病死率的效果。最近国外有荟萃分析的研究资料表明,该药能减少急性胰腺炎的全身并发症及转手术率,但不减少病死率。用法是将本药加入5%葡萄糖溶液、葡萄糖盐水或生理盐水中,以1mg/(kg·h)左右静脉滴注,开始用量为300mg/d,症状缓解后改为100mg/d,疗程7~10天。

2.蛋白酶抑制剂　卡莫司特、萘莫司特、E-3123和弹性蛋白酶抑制剂等能减少实验性急性胰腺炎的病死率。

3.换血及换血浆　初步报道可能有效,有待进一步研究。新鲜冰冻血浆疗效不一。

4.腹腔灌洗　目的是洗出腹腔内已激活的消化酶、胰性腹水和坏死组织。早期临床研究表明能迅速缓解疼痛和改善心血管和呼吸功能。但有对照的临床研究表明,不能降低病死率。有报道年龄少于50岁、早期腹腔灌洗者有效。亦有人建议在灌洗液中加上抗生素和蛋白酶抑制剂,延长灌洗时间和重复灌洗。

(四)抑制胰酶合成

无对照的临床研究显示氟尿嘧啶(5-FU)可能减少人类急性胰腺炎病死率,但有对照的试验证实5-FU不能减少病死率和并发症。用毒性较大,可引起严重不良反应的5-FU抑制胰酶合成治疗急性胰腺炎,还需要进一步的临床对照研究。

(五)抗感染

胰腺坏死并发感染占重型患者死因80%以上,如不及时治疗,病死率可接近100%。最近研究表明,预防性应用抗生素可减少重型患者坏死胰腺组织的感染

率、转手术率、并发症和病死率。胆源性急性胰腺炎及早应用抗生素,非胆源性患者在发病后 4~5 天进行增强 CT 扫描,如有胰腺坏死立即应用抗生素。病原菌 75% 是革兰阴性菌,10% 是厌氧菌。要选择高效广谱能透过血胰屏障的抗生素,首选亚胺培南(泰能),推荐有胰腺坏死者使用 500mg,3 次/d,共 2 周;其他可选择的有喹诺酮类(环丙沙星、氧氟沙星)、3 代头孢菌素类(头孢他啶、头孢噻肟)。通常联合应用有抗厌氧菌作用的药物(甲硝唑、替硝唑)。但亦有人认为预防性使用广谱抗生素会引起病原菌的菌种发生改变,也会导致耐药菌株的产生,使感染变得更严重和复杂。预防性应用抗生素有待进一步研究。

(六)全身性并发症的防治

1. 成人呼吸窘迫综合征(ARDS) 急性胰腺炎患者中 40% 出现呼吸功能的损伤,部分能自行恢复,应给患者吸氧、监测氧饱和度维持在 95% 以上,必要时行 X 线检查,确定有无肺水肿或 ARDS。有时,ARDS 与心源性肺水肿很难区别,一般而言,心源性肺水肿 PCWP>18mmHg。ARDS 的治疗主要为气管插管和机械通气,机械通气情况下,应注意压力、容量相关的肺损伤,潮气量应<10ml/kg,最高吸气压应<35cmH$_2$O。推荐采用 PEEP 机械辅助呼吸,预防肺泡萎陷,降低 FiO$_2$。最近研究表明,白介素-10 促效药(IT9302)能减少实验性急性坏死性胰腺炎的急性肺损伤。

2. 急性肾衰竭 要区分肾前性少尿(低血压或低血容量所致)与肾性少尿,滤过钠排泄分数(FENa)的测定可能有帮助,一般而言,FENa<1% 表示存在肾前性原因,FENa>2% 提示肾脏实质的损伤。治疗上主要是营养支持,纠正水、电解质和酸碱平衡失调,应用利尿剂,控制氮质血症,必要时透析治疗。

3. 休克 急性胰腺炎患者容易出现低血压并伴随高动力循环状态,这与血容量不足所致的低动力型休克不同。处理原则是严密监测血流动力参数、补充血容量、纠正酸中毒、改善心功能,必要时可用血管活性药物。

4. 消化道出血 可用质子泵抑制剂、生长抑素和抗酸剂等进行预防和治疗。同时可应用冰盐水加血管收缩剂(去甲肾上腺素)配剂的溶液做胃内降温灌注治疗。

5. DIC DIC 的处理非常困难。主要治疗有抗凝治疗、补充凝血因子、抗纤溶治疗等。有血栓形成时应考虑肝素治疗。

6. 胰性脑病 处理主要是维持血液循环,避免使用影响神志的药物。早期应用脱水剂、神经营养药等。

7. 糖尿病 血糖超过 13.9mmol/L(250mg/dl)时应使用胰岛素。

(七)局部并发症的治疗

1. 胰腺假性囊肿　40%的急性胰腺炎出现急性液体积聚,其中50%自行吸收消失,另50%发展为假性囊肿。无症状的假性囊肿无须处理,随访观察;如出现症状或体积增大可先行经皮穿刺引流术;如继发感染则需要行外引流术。最近有人主张囊肿直径大于5cm,持续6周以上,应予治疗。假性囊肿的治疗方法有外科外引流术、内引流术、囊肿切除术、B超或CT引导下经皮穿刺置管外引流、内镜下穿刺置管内和/或外引流。以上方法各有优缺点。目前尚无随机前瞻性研究对不同方法疗效进行比较的报道。

2. 胰腺脓肿　胰腺及胰外侵犯区经临床及CT证实有脓肿形成者,应立即做手术引流。

3. 肠外瘘　十二指肠或空肠瘘可采用持续负压吸引,有自愈的可能。结肠瘘宜行近端造瘘,待瘘愈合后再关闭近端造瘘口。应用生长抑素有助于肠瘘的愈合。

【液体复苏及重症监护治疗】

液体复苏、维持水及电解质平衡和加强监护治疗是早期治疗的重点,由于某种原因SIRS引起毛细血管渗漏综合征(CLS),导致血液成分大量渗出,造成血容量丢失与血液浓缩。复苏液首选乳酸林格液,对于需要快速复苏的患者可适量选用代血浆制剂。扩容治疗须避免液体复苏不足或过度,可通过监测中心静脉压(CVP)/肺毛细血管楔嵌(PCWP)、心率、血压、尿量、血细胞比容(Hct)及混合静脉血氧饱和度等作为观察指标。

【针对信号通道和炎症介质的治疗措施】

目前针对信号通道和炎症介质的治疗大多限于动物实验阶段,但清除炎症介质、恢复抗炎症和促炎症细胞因子的平衡,对急性胰腺炎无疑是一种应用前景广阔的新型疗法。

(一)乌司他丁

乌司他丁是从健康男性尿液中分离提取的分子量为67KDa的一种糖蛋白,能够广泛抑制与急性胰腺炎发展有关的各种酶(如胰蛋白酶、弹性蛋白酶、磷脂酶A_2等)的释放和活性,控制AP病情发展,另外还可稳定溶酶体酶,抑制溶酶体酶的释放,抑制心肌抑制因子的产生,改善微循环状况和组织灌注,保护器官功能免遭破坏,减少AP并发症的发生。有阻止轻症AP(MAP)向SAP转化的作用,阻止SAP进一步发展,从而起到较好的临床治疗效果。此外,乌司他丁有效降低AP患者IL-8、TNF-α、IL-1β和干扰素-γ的水平,表明乌司他丁可通过阻断促炎症介质的释放,可及时阻断级联瀑布效应。一项随机对照和开放相结合的多中心临床试验显示，乌司他丁可减轻患者腹胀、腹痛症状，整体有效率可达 90%，系统评价分析乌司他丁治疗有效率达 93.12%，且住院天数明显降低。205 例 AP 患者进行回顾性分析，以血 PaO_2 与吸氧浓度比值、呼吸频率和肺部 X 线检查等为观测指标，乌司他丁可降低肺损伤发生率和损伤程度。但其不良反应涉及：白细胞减少或嗜酸粒细胞增多、恶心、呕吐、腹泻、肝损伤，偶见过敏反应。

(二) 糖皮质激素

糖皮质激素能抑制多种促炎症介质，显著降低 IL-6、IL-8 及 TNF-α 的合成；具有抑制磷脂酶 A_2（PLA_2）的活性和花生四烯酸的产生，通过激活超氧化物歧化酶和抑制黄嘌呤氧化酶，发挥清除氧自由基的作用；进而抑制血小板活化因子（PAF），防止血小板凝聚、微血栓形成，防治弥漫性血管内凝血，改善胰腺组织微循环；早期（即在 SAP 出现以前），大剂量应用糖皮质激素将有可能阻断 MAP 向 SAP 的转化，在重症患者中使用，有可能阻断 SAP 不断恶化的病理过程。但一旦出现多器官功能衰竭，其作用将可能下降。有关研究显示，目前国内外对糖皮质激素在 AP 中应用一般的观点是：对 MAP 一般不主张应用，对 SAP 可短期大剂量应用，尤其应针对 SAP 的急性反应期的应用。

(三) 骨髓间充质干细胞 (BMSCs)

作为一种具有多向分化潜能的细胞，可跨越中胚层向内、外胚层的其他组织细胞转化，并具有再生、修复及抗炎的作用。目前的研究已证明，BMSCs 有治疗 AP 的潜能，主要通过向损伤部位迁移并增殖，转化为胰腺干细胞，参与组织再生，修复血管内皮，改善血流；同时参与调控炎症相关细胞因子的释放，减轻炎症反应以及参与淋巴细胞调节，行免疫调节功能来发挥其治疗作用。

(四) 血液滤过

临床研究发现早期血液滤过能够下调血液中多种促炎症介质水平，如 TNF-α、IL-1β、IL-6、IL-8，尤其是治疗 72 小时后下降幅度最大，血液滤过提高 SAP 总体治愈率而改善疾病整体预后，而且有效地缩短了患者住院时间、降低了治疗后中转手术治疗率，实验室指标和临床观察指标都提示血液滤过治疗 SAP 具有一定的应用前景。但在血液滤过中如何有选择地清除有害的炎症介质和保留有益的炎症介质尚待进一步研究。

(五) IL-1β 转换酶抑制剂 (ICE)

使用实验小鼠构建 SAP 模型，ICE 治疗 7 天胰腺坏死程度明显减轻，健康胰腺组织比例显著升高。胰腺炎发作 12 小时后治疗仍然有效，结果发现 ICE 可明显提高实验动物的 7 天生存率，降低肝、肺、胰腺损伤程度及血清 TNF-α、IL-1β 表达量。

(六) infliximab

TNF-α 是主要由活化的单核/巨噬细胞分泌的促炎症介质,具有多种生物学活性,与 AP 炎症程度密切相关。infliximab 是一种人鼠融合 TNF-α 单克隆抗体。动物研究发现,infliximab 明显降低 SAP 大鼠血清淀粉酶水平,减少胰腺组织中性粒细胞数及减轻胰腺组织出血、实质和脂肪坏死,改善胰腺损伤评分。此外,infliximab 同样减轻肺部水肿和疾病继发的急性肺损伤,但目前在临床应用方面还有待大规模样本证实。

(七) PAF 受体拮抗剂

PAF 是一种多功能磷脂递质,有广泛的生物活性,可引起很多生理、病理反应。有研究对 270 例 AP 患者行 PAF 拮抗剂(来昔帕泛)的干预治疗,结果显示来昔帕泛能显著减少 AP 患者的器官衰竭积分,发病后 48 小时内使用可降低患者的并发症(脓毒血症、胰腺假性囊肿)、促炎症介质水平(IL-8、E-选择素)。而来昔帕泛治疗 AP 随机对照试验的系统评价显示,来昔帕泛组有降低病死率、减少器官衰竭、降低并发症的趋势,但无统计学意义。来昔帕泛在 AP 中的疗效仍有待于更大规模、高质量的随机对照研究进一步证实。

(八) 弹性蛋白酶抑制剂

重组 Guamerin 是一种从水蛭提取出来的由 57 个氨基酸残基组成的富含半胱氨酸的多肽。Guamerin 对弹性蛋白酶有很强的抑制活性,其对中性粒细胞弹性蛋白酶和胰弹性蛋白酶的抑制率分别可达 86.4% 和 83.2%。采用基因重组技术表达的重组 Guamerin 纯度可在 98% 以上,且在小鼠体内不引发体液免疫反应,具有一定应用前景。雨蛙肽诱导 SAP 小鼠的胰腺出血、肿胀;Guamerin 治疗后病理现象明显减轻,雨蛙肽诱导 SAP 小鼠淀粉酶、IL-6 和 TNF-α 水平显著升高,Gumerin 治疗后明显下降,结果表明重组 Gumerin 通过抑制炎症反应减轻 SAP 时胰腺的损伤。

(九) IL-10

是主要由 Th2 细胞产生一种单键糖蛋白,能抑制单核巨噬细胞合成和表达,TNF-α、IL-β、IL-6 及 IL-8 等,减轻组织炎症;并能抑制 Th1 细胞产生干扰素-γ,抑制免疫反应。在诱发家兔 SAP 前 30 分钟静脉注射合成的新型 IL-10 增效剂,能明显降低血中 IL-8 和 TNF-α 水平,减少腹水量,抑制肺内中性粒细胞浸润和移行,改善预后。在基因治疗方面,采用脂质体 pcDNA3 携带入 IL-10 基因治疗 SAP 动物模型能降低血淀粉酶水平,降低血清 TNF-α 水平,减轻胰腺组织损伤,降低动物病死率,减轻 SAP 严重程度。

(十) STAT 活化蛋白抑制剂 1(PIAS1)

位于大鼠 8 号染色体长臂 24 区，基因全长 1956bp，蛋白分子量 71kDa，目前发现可与缺氧、炎症和张力负荷所激活的 STAT1 相互作用而特异性抑制 STAT1 所诱导的下游基因的转录。近期的研究发现 PIAS1 蛋白表达与 AP 病情的严重度变化呈负相关，采用 SiRNA 技术沉默胰腺腺泡细胞株 AR42J 细胞 PIAS1 基因后可能强化雨蛙素诱导的胰腺腺泡细胞 P38 丝裂原活化蛋白激酶活性与下游促炎症介质的表达调控，并通过 P38 丝裂原活化蛋白激酶下游途径强化雨蛙素活化 Caspase-3 凋亡途径所诱导的细胞凋亡，从而为调控 PIAS1 表达治疗 AP 提供理论依据。进一步的研究发现，腺病毒 Ad5/F35 携带 PIAS1 治疗 SAP 大鼠可降低血清 TNF-α、IL-1β、IL-6 水平，降低肺组织 ICAM-1 和 MMP-9 蛋白表达，抑制肺部微循环通透性，减轻疾病的严重程度，为 PIAS1 基因治疗模式用于 SAP 继发急性肺损伤提供了一定的理论依据。

同时研究认为应用氧自由基清除剂（如甘露醇、灯盏花、超氧化物歧化酶类似物、还原型谷胱甘肽）维护正常细胞的代谢，并与亲电子物质及氧自由基等毒性物质结合，使细胞免受损害，从而抑制或减少自由基的产生，可保护胰腺细胞膜的完整性。也有研究认为，诱导细胞凋亡的药物有亚细亚蒿素等，可通过诱导细胞凋亡而减轻急性胰腺炎的严重程度。因此，针对信号通道和炎症介质的介导治疗使炎症介质和抗炎症介质维持一种相对水平，免疫应答趋于平衡，从而有可能减轻胰腺组织的损伤。

【抗生素应用】

AP 不推荐静脉使用抗生素以预防感染。针对部分易感人群（如胆源性、高龄、免疫低下等）可能性发生的肠源性革兰阴性杆菌易位，可选择的抗生素包括：喹诺酮类、头孢菌素、碳青霉烯类用甲硝唑等行预防感染治疗。治疗急性胰腺炎应遵循的原则涉及：能透过血胰屏障（如碳青霉烯类、部分三代头孢菌素、喹喏酮和甲硝唑）；能在胰腺组织内形成有效浓度；能有效抑制已知的致病菌，并在实际工作中应注意剂量足够、联合用药的原则。目前胰腺真菌感染还不是很普遍，但呈稳定增长趋势。由于缺乏大规模前瞻性随机对照试验，预防性使用推荐的标准化抗真菌药物治疗时机尚未成熟，因此对于急性胰腺炎是否应把抗真菌药物纳入预防性使用抗生素体系，目前仍有争议。总之，急性胰腺炎患者具有多重感染、混合感染比例高的特点，我们认为初始经验性治疗应考虑联合应用抗生素，特别当急性胰腺炎继发严重感染、APACHE-Ⅱ评分高的时候，应以碳青霉烯类、糖肽类和抗真菌药物联合应用，以求及时控制感染，挽救患者生命。

【肠道微生态的调节和营养支持治疗】

改善肠道微生态对积极预防和治疗肠道衰竭、防止急性胰腺炎进展有重要意义。其主要措施有：及早给予促肠道动力药物，包括生大黄、硫酸镁、乳果糖等；给予微生态制剂，如活菌制剂；给予双歧杆菌活菌或选择性肠道脱污剂等调节肠道细菌菌群；应用谷氨酰胺制剂及纤维素保护肠道黏膜屏障。

急性胰腺炎的营养支持治疗涉及：采用鼻-空肠管或鼻-胃管输注法。营养治疗的目的是在不刺激胰腺分泌和加剧胰腺自身消化的基础上，满足新陈代谢增高的需要，提高机体对多因素刺激的耐受性。近年研究表明，置管于 Treitz 韧带远侧的空肠的肠内营养不仅满足了患者机体营养的需要，并可保护肠黏膜屏障，改善肠道功能，参与机体肠道微生态的调节，防止肠源性全身炎症反应综合征和多器官功能衰竭的发生，同时肠内营养具有简单、实用、价廉、安全的优点。因此，认为营养支持治疗的原则在提倡个体化的前提下应遵循以下情况：①多数轻症、无并发症的急性胰腺炎患者可不必应用营养支持治疗。②重症急性胰腺炎患者则早期应用营养支持治疗（在血流动力学和心功能稳定的情况下）。③主张在重症急性胰腺炎第一阶段以完全肠外营养（TPN）为主，一般需 2～3 周；第二阶段予以空肠置管行肠内要素饮食 2～3 周；第三阶段当患者的症状、体征以及 CT 检查胰腺实质基本正常后则逐渐过渡到口服饮食，但含脂肪少。在胰腺组织坏死达 50% 以上，胰腺外分泌功能受影响时，有必要补充胰酶制剂。④进行肠内营养时，应注意患者的腹痛、肠麻痹、腹部压痛等胰腺炎症状、体征是否加重，并定期复查电解质、血脂、血糖、总胆红素、血清白蛋白水平、血常规及肾功能等，以评价机体代谢状况，调整肠内营养的剂量。总之，肠道微生态的维持和营养支持治疗可减轻肠道菌群紊乱状态，减少细菌移位，有利于预防急性胰腺炎的继发感染，提高患者生存率。

【特殊治疗手段】

内镜介入治疗是改善急性胰腺炎预后的重要措施之一，其可解除共同通道的梗阻，减少胆汁的胰管反流，减少并发症，降低急性胰腺炎的病死率。同时内镜介入以其微创性、可重复性、并发症少、费用低等优点，正逐步取代部分外科手术，成为胰腺疾病治疗的一个方向。

腹腔内灌洗，其目的是将重症急性胰腺炎渗出液中含有多种毒性物质和有害物质如胰酶、PLA_2、类前列腺素活性酶和激肽等引出体外，并能将继续坏死的胰腺组织引出体外，可加速毒素的排除，同时降低腹腔间隔室综合征的发生率。注意事项：在灌洗的过程中仍应以 B 超和 CT 做动态观察，当出现胰腺坏死并有感染时即改为剖腹探查，按手术治疗原则进行病灶清除和彻底引流。

用于重症急性胰腺炎治疗的血液净化技术主要包括血液透析、血浆置换和血液滤过。而血液滤过可缓解炎症反应引起的血液中多种炎症介质的异常升高,阻断 SIRS,减少 MODS 的发生。在治疗中需要密切监测,以免不良反应的发生。许多医院已将其作为治疗重症急性胰腺炎的常规方法加以应用。

Imaizumi 报道了区域动脉灌注蛋白酶抑制剂和抗菌药物给药途径较全身静脉给药途径在降低急性胰腺炎病死率和胰腺感染方面具有优势。随后相关研究提供了进一步的临床依据,认为区域化蛋白酶抑制剂给药时胰腺组织局部的药物浓度高于全身静脉给药时的 5 倍,而抗菌药局部的药物浓度可能高于全身静脉给药的 5~10 倍。大规模临床治疗资料的结果发现,急性胰腺炎进行区域动脉灌注而需要进行手术者仅为 9%,而未进行区域动脉灌注的患者为 32%。并且患者的生存率较未进行区域动脉灌注者显著升高,因此认为区域动脉灌注药物是一种有效的治疗手段。

【腹腔间隔室综合征的治疗】

重症急性病胰腺炎(SAP)患者常合并腹腔间隔室综合征(ACS),当腹内压(IAP)>209mmHg 时常伴有新发器官功能衰竭,因而成为 SAP 患者死亡的重要原因之一。IAP 测定简便,使用的方法是经导尿管膀胱油压法,患者平卧,以耻骨联合作为 O 点,排空膀胱,通过导尿管向膀胱内滴 50ml 生理盐水,测得平衡时水柱的高度即为 IAP。ICS 的治疗原则是及时采用有效措施缓解腹内压,包括胃肠减压及导泻、镇痛镇静、使用肌松剂及床边血滤减轻组织水肿,B 超或 CT 引导下腹腔内与腹膜后引流减轻腹腔压力。不建议 AP 早期将 ASC 作为开腹手术的指征。

【外科治疗】

掌握急性胰腺炎的外科处理时机尤为重要。临床实践已证明,早期手术不能终止急性胰腺炎病理过程,反而可能加重全身循环代谢紊乱,增加外源性感染途径,因此对手术时机的把握、手术方式的选择、微创和介入治疗的适应证等应引起内、外科医生的高度重视。综合当前的观点,强调手术治疗的原则是在早期先行积极的综合性非手术治疗,而在内科治疗无效,同时有手术指征时才考虑外科手术。在手术过程中提倡规范化、简单化、微创化,并根据病因采用多样化的手术治疗手段。

(一)胰腺和/或胰周感染性坏死的手术治疗

1.手术指征 临床上出现脓毒血症,CT 检查出现气泡征,细针穿刺抽吸物涂片或培养找到细菌或真菌者,可诊断为感染性坏死,需考虑手术治疗。手术治疗应遵循延期原则,一旦诊断坏死感染可立即应用针对性抗生素治疗,严密观察抗感染的疗效,稳定者可延缓手术。B超或CT导向下经皮穿刺引流(PCD)胰腺和/或胰周感染的脓液,缓解中毒症状,可作为手术前的过渡治疗。

2.手术方式　包括POCD、内镜、微创手术和开放手术。微创手术包括小切口手术、视频辅助手术(腹腔镜、胃镜等)。开放手术包括经腹膜后途径的胰腺坏死组织清除并置管引流。对于有胆道结石患者,可以考虑加做胆囊切除或胆总管切开取石,建议术中放置空肠营养管。

(二)局部并发症的治疗原则

APFC和ANC:无症状者,无须手术治疗。症状明显,出现胃肠道压迫症状,影响肠内营养不良或进食者,可在B超或CT引导下行PCD治疗,感染或压迫症状不缓解需进一步手术处理。WON:无菌性WON,原则上不进行手术治疗,随访观察。发生感染时,可行PCD或手术治疗。

(三)其他并发症的治疗

1.胰瘘　多由胰腺炎症、坏死感染导致胰管破裂引起。治疗包括常规引流和抑制胰腺分泌,以及内镜和外科手术治疗。

2.腹腔大出血　首选血管造影检查以明确出血部位,如为动脉性(假性动脉瘤)出血则行栓塞术。未明确出血部位或栓塞失败者可考虑积极手术止血或填塞止血,同时做好凝血机制的监测和纠正。

3.消化道瘘　可来源于AP本身,但也可能性与手术操作有关,以结肠瘘最为常见。治疗与胰瘘治疗原则上相同,包括常规引流及造口转流手术。

参考文献

1. 池肇春.实用临床肝病学(第2版).北京:人民军医出版社,2015
2. 林寿宁,朱永苹,林树元.消化内科新医师手册(第2版).北京:化学工业出版社,2015
3. 杨长青,许树长.消化内科常见病用药(第2版).北京:人民卫生出版社,2016
4. 姚希贤.消化病治疗学.北京:中国中医药出版社,2016
5. 钱家鸣.消化内科学(第2版).北京:人民卫生出版社,2014
6. 钱家鸣.消化内科疾病临床诊疗思维.北京:人民卫生出版社,2012
7. 田德安.消化疾病诊疗指南.北京:科学出版社,2013
8. 林三仁.消化内科学高级教程.北京:人民军医出版社,2013
9. 王志勇.消化系统疾病内镜诊治.北京:人民军医出版社,2011
10. 汪荣泉.消化内科临床速查掌中宝.北京:军事医学科学出版社,2014
11. 李荣宽,陈骏,王迎春.消化内科处方分析与合理用药.北京:军事医学科学出版社,2014
12. 刘玉兰,胡大一.消化内科.北京:科学技术出版社,2010
13. 王伟岸.胃肠病学手册.北京:人民卫生出版社,2016
14. 高峰玉,解祥军,陈宏辉,陈明.实用临床胃肠病学(第2版).北京:军事医学科学出版社,2015
15. 姜泊.胃肠病学.北京:人民卫生出版社,2015